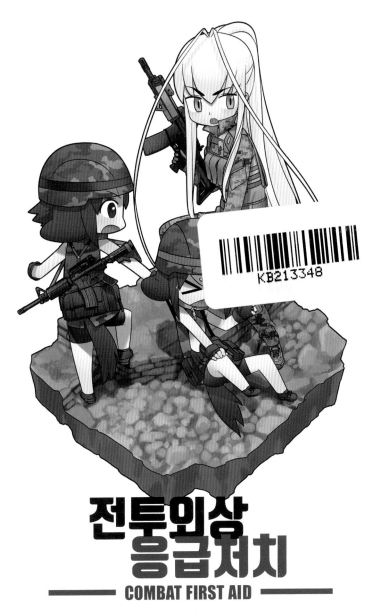

전투외상
응급처치
━━━ COMBAT FIRST AID ━━━

illustrated by ヒライユキオ

전투외상 응급처치

COMBAT FIRST AID

목차

◆본서는 의료지식이 없는 분이라도 쉽게 읽게 하기 위해 최대한 표현을 일반적으로 고쳤습니다. 그로 인해 다소의 오차가 생길 수도 있으나 알기 쉬운 면을 가장 중요시했습니다. 이점 양해 부탁드립니다.

해설: 照井資規 데루이 모토키
일본 육상자위대 후지학교 보통과 학교(보병학교)와 위생학교에서 연구원으로 복무. 현대의 전장의료에 관한 전문가. 자위대 퇴직후 의대생이나 자위대원, 경찰관을 중심으로 세계 최신의 전투외상 응급처치 기술, 테러대책 의료등을 교육하고 있다. 교육활동으로 국내뿐 아니라 해외에서도 활동이 활발하며 의대 비상근 강사나 아시아 사태 대처 의료협의회(TACMEDA) 대표이사도 맡고 있다.

사진: 미 육군

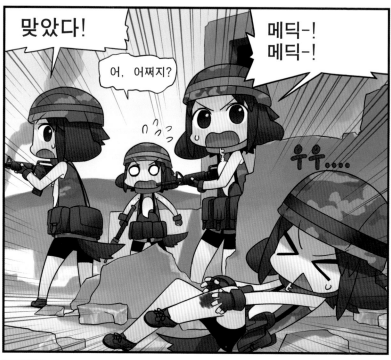

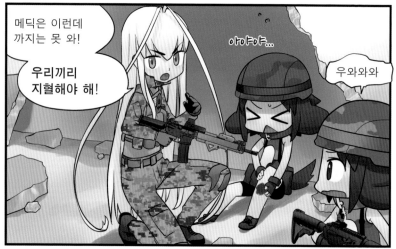

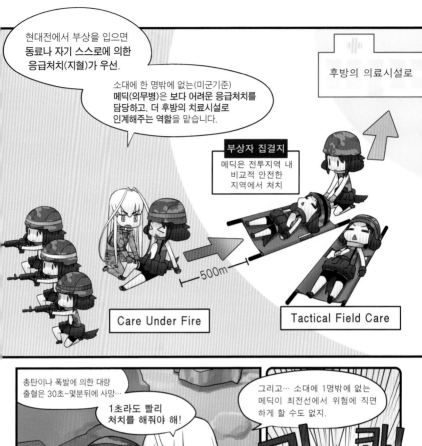

현대전에서 부상을 입으면 **동료나 자기 스스로에 의한 응급처치(지혈)**가 우선.

소대에 한 명밖에 없는(미군기준) **메딕(의무병)**은 보다 어려운 응급처치를 담당하고, 더 후방의 치료시설로 인계해주는 역할을 맡습니다.

후방의 의료시설로

부상자 집결지
메딕은 전투지역 내 비교적 안전한 지역에서 처치

500m

Care Under Fire

Tactical Field Care

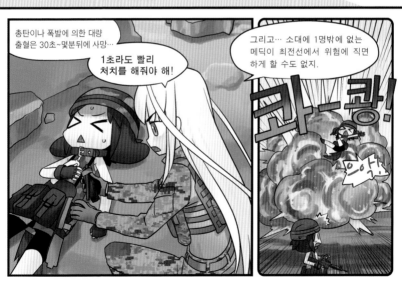

총탄이나 폭발에 의한 대량 출혈은 30초~몇분뒤에 사망…
1초라도 빨리 처치를 해줘야 해!

그리고… 소대에 1명밖에 없는 메딕이 최전선에서 위험에 직면 하게 할 수도 없지.

콰—쾅!

으악!

구명지혈법은 현대의 병사에게 **필수 기술**이지.

으아악-

꾸-욱

병사(군인)들 뿐만이 아니야. 재해나 사고, 테러에 대비해 외국에서는 민간에도 지혈법이 보급되고 있어.

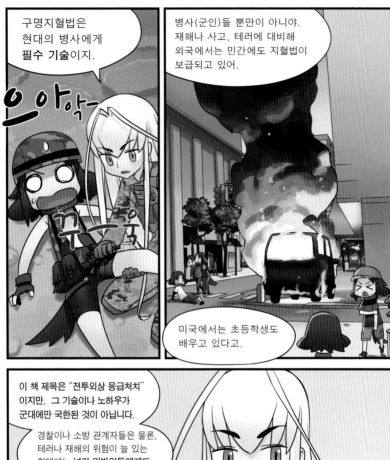

미국에서는 초등학생도 배우고 있다고.

이 책 제목은 "전투외상 응급처치" 이지만, 그 기술이나 노하우가 군대에만 국한된 것이 아닙니다.

경찰이나 소방 관계자들은 물론, 테러나 재해의 위험이 늘 있는 현대에는 **널리 일반인들에게도 보급하면 유익한 것들** 뿐이죠.

촌각을 다투는 외상으로부터 **여러분 자신이나 동료/친구의 목숨을 구하는 기술**을 배워보지요!

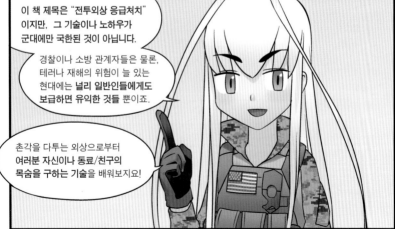

시작하며

외상 구호를 포함한 종합 처치가 필요한 이유

● 위기의 시대에 직면한 일본

2012년 1월부터 2017년 3월까지 실시된 자위대의 남 수단 PKO파병은 일본이 직면한 국제환경이 더욱 힘거운 시대로 옮겨가고 있다는 사실을 일깨워줬다.

2016년에 개최된 이세시마(伊勢志摩) 정상회담에서는 미국이 세계의 경찰관 자리에서 물러나고 세계의 평화와 안정을 G7체제(미국, 영국, 프랑스, 독일, 이탈리아, 캐나다, 일본)로 지켜나갈 것을 표명했다. 또 2017년 1월에 출범한 트럼프 정권은 UN분담금의 삭감이나 평화협력 프로그램으로부터의 탈퇴를 주장하고 있는 만큼 G7체제로의 이행은 급속히 현실화되고 있다. 일본은 앞으로 남수단 파병보다도 더 위험하고 험한 역할을 요구 받을 것이다.

위험은 나라 밖에만 존재하는 것이 아니다. 2020년 도쿄 올림픽 및 장애인 올림픽을 맞아 늘어나는 테러 공격의 위험성, 일본 영공을 때때로 통과해 온 북한 미사일의 존재 등 위협은 국민의 눈앞에 닥쳐오고 있다. 또한 지진 대국으로서 자연재해가 큰 위험이라는 사실은 말할 필요도 없을 것이다. 일본이 평화롭고 안전한 시대는 지나가고 있다는 사실을 자각해 위기의 시대를 준비해야만 한다.

● 일본 최초의 종합적 구명 교과서

일본의 위기대응능력이 부족하다는 사실은 말할 필요도 없다(역자 주: 우리나라는 더 심하다). 일본의 구급(응급)의료체계를 살펴보자. 구급차의 출동건수(2016년 속보 수치, 총무성 소방청 발표)는 총 횟수 621만건 중 396만건이 급성 질병에 의한 것인 반면, 일반 부상은 93만건, 교통사고는 49만건으로 외상보다 질병에 의한 것이 2배 이상이다. 이것은 일본이 안전하다는 사실을 보여주는 것이기도 하지만, 현재 이 분야에서 질병 대처 쪽이 지나치게 중시되는 것도 사실이다.

일본에서는 비외상성(질병, 감전, 익수(물에 빠짐), 저체온 등)의 심폐정지상태에 대비한 응급처치 교육이나 AED사용법 교육은 널리 보급되어 있지만, 외상에 의한 대량 출혈같은 중증외상환자에 대한 대비는 충분하다고 할 수 없다. 하물며 테러나 미사일 공격 등으로 대량의 사상자가 발생할 경우, 혹은 CBRNE[*1] 사태 등은 말할 필요도 없다. 게다가 외상과 심폐정지는 동시에 벌어질 경우마저 흔하다(방탄 플레이트에 피탄되어 생기는 심장진탕등).

따라서 이 책은 외상과 비외상성 심폐정지, 양쪽 모두 적절하게 대응할 수 있는 일본 최초의 종합적 인명구호 교과서를 목표로 만들어졌다.

• 5분 이내- 시민에 의한 외상처치의 중요성

미국 정부는 2015년 10월에 국민에 대해 "Stop the bleed(출혈을 멈추자)"는 캠페인을 실시했다. 이것은 자연재해나 테러등의 인위적 재해, 일상속 사고등에 의한 대량 출혈에 대한 응급처치 방법과 그에 필요한 장비를 시민들에게 보급하겠다는 것이다. 캠페인의 포스터에는 "5분 이내"라고 명시되어 있다. 치명적인 대량 출혈이 발생한 부상자는 구급대가 도착하기 전에 사망해 버리기 때문이다(일본의 구급차 현장도착 시간은 신고로부터 평균 8.6분).

이 때 필요한 것이 현장에 있던 동행자나 발견자 등 "Bystander(현장 주변의 사람들)"에 의한 응급처치로, 의료종사자가 아니더라도 지혈 훈련을 받은 일반 시민이 구명 활동에 매우 중요한 역할을 차지한다는 사실이 응급의학계 및 군의 연구에 의해 밝혀졌다.

예를 들어, 2013년 4월에 발생한 보스턴 마라톤 폭탄 테러사건은 사상자 합계 285명이 발생한 대형 참사였다. 게다가 부상자들 중 최소한 16명이 팔다리의 절단을 피할 수 없었다고 하지만, 이 정도로 많은 중상자가 나왔음에도 불구하고 사망자는 3명으로 그쳤다.[※2] 이 정도로 사망자가 적게 그친 것은 보스턴 시가 10년에 걸쳐 노력한 결과로 일반 시민들에게 널리 숙지된 지혈 방법, 그리고 관계기관들의 효과적인 연계 때문인 것은 말할 필요도 없다.

지금까지 "시민에 의한 응급처치"라고 하면 미국에서도 일본과 마찬가지로 비외상성 심폐정지를 대상으로 한 심폐소생술이 중심이었고 그에 따라 AED의 보급도 진행되었다.

하지만 외상에 의해 심폐정지상태가 발생한 경우에는 사회복귀율이 1%도 되지 않는다. 따라서 중증 외상환자를 살려내기 위해서는 심장이 멈추기 전에 지혈하는 것이 생존의 열쇠다. 부상을 입은 뒤 1초라도 빨리 혈액 유출을 막아내는 지식과 기술이 시민에게 보급되는 것이 이 캠페인의 목적이다. 실제로 이미 구미 지역에서는 AED와 함께 지혈용 장비를 패키지로 공공장소에 설치하고 있다.

• 구호의 힘으로 테러를 막자

"Stop the bleed"캠페인의 목적은 크게 세 가지로 나뉜다.

1. 외상환자의 구명
2. 재해로부터 최대한 많은 인명을 구호
3. 테러 억제

구급차가 도착하기 전에 시민에 의한 응급처치가 이뤄지면 외상 환자의 구명에 큰 효과가 있다는 사실은 앞에서도 언급한 바 있다. 특히 외상에 의한 사망은 한참 일할 나이의 연령대에서 상당히 높은 비중을 차지하는 사망원인으로, 이를 줄이는 것으로 국력의 유지나 의료비 억제 등의 효과도 기대할 수 있다.

재해(인위적/자연적 모두)가 벌어질 때에는 동시에 많은 부상자가 발생하지만, 이에 대처할 수 있는 전문 의료종사자의 숫자는 한정되어있다. 따라서 시민 모두가 응급처치 능력을 가지고 있다면 재해시의 피해를 줄이는데 큰 힘이 된다.

또 시민에 의한 응급처치 방법의 보급은 테러 억제 효과도 기대할 수 있다. 테러의 목적은 최대한 많은 인원을 살상하는(그래서 여론을 동요시키는) 것이지만, 시민이 높은 응급처치 능력을 가지고 있다면 현장이 혼란에 빠지는 사태를 최소한으로 줄일 수 있다.

또한 질서정연하게 구호활동이 이뤄져 많은 부상자가 목숨을 건질 수 있다면 테러의 효과도 줄일 수 있다. 여기에 이런 대책이 잘 이뤄져있다는 사실이 알려지면 테러를 일으키려는 의지도 꺾을 수 있을 것이다.

예방보다 나은 치료가 없듯 테러 역시 발생하지 않게 하는 것이 최고의 대책일 것이다.

● 테러나 재해, 대규모 사고에서 목숨을 구하기 위해

누구나 인명구조에 가장 중요한 역할을 수행할 수 있다. 그 사람의 직업이나 경험이 무엇인지는 아무런 관계도 없다. 생명의 위기에 직면한 사람을 구하는 것은 바로 "당신"뿐이다.

예를 들어 팔다리에 소총탄을 맞으면 1분 이내의 사망률이 50%에 달한다. 하지만 적절히 지혈만 해 주면 90%의 확률로 출혈에 의한 사망을 막을 수 있다. 내가 아닌 누군가 다른 사람의 도움을 기다릴 여유따위는 없는 것이다.

만약 테러나 재해, 대형 사고에 직면했다면 자기 자신이나 당신의 소중한 사람의 목숨을 지키며 의사나 응급구조사에게 인계해 부상자가 살아날 길을 닦는 것은 다른 사람이 아니라 바로 "당신"이다.

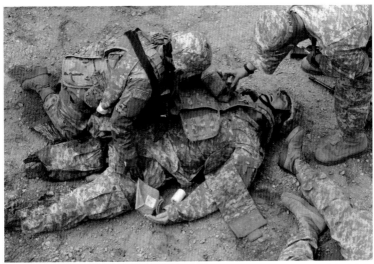

(사진: 미 육군)

※ 1. CBRNE는 Chemical(화학), Biological(생물), Radioactive(방사성물질), Nuclear(핵), Explosive(폭발물)을 뜻한다.
※ 2. 상황이 다르니 단순하게 비교하기는 어렵지만, 참고를 위해 일본의 사례를 들어보자. 2008년 6월 아키하바라 무차별 살상 사건에서는 부상자가 10명에 사망자가 7명, 2016년 사가미하라 장애인 시설 흉기난동 사건에서는 부상자가 29명에 사망자가 19명 발생했다.

군 · 경찰이 다루는 의료분야

● 상황 대처 의료와 전투의료

총상(총탄에 의한 부상), 폭상(폭발에 의한 부상), 날붙이에 의한 자상/절상등에 의한 치명적인 외상은 불과 1분만에 사망률 50%에 이를 정도로 대응시간이 매우 짧다. 예를 들어 대퇴부에 소총탄을 맞아 대퇴동맥과 정맥이 모두 끊어진 상황이라면 출혈에 의해 짧아도 3분 뒤에는 사망할 수 있다. 전투상황이라면 총상 부위가 한 곳으로 끝나지 않는 경우도 많으며 이로 인해 사망에 이르는 시간이 더욱 짧아진다. 부상당한 뒤 30초 이내에 어떻게 대응하느냐에 따라 삶과 죽음이 갈라진다 해도 과언이 아니다.

한때 경찰 및 법 집행기관에서는 범죄 및 테러현장에서 발생한 부상자의 구호활동은 현장의 안전을 확보한 뒤에 실시되었다. 2차 피해를 피하기 위해 그렇게 한 것이지만, 위에 언급한대로 안전이 확보될 때까지 기다려서는 부상자가 사망해버릴 수 있다. 그래서 경찰관들 각자의 구호 능력을 높여서 최대한 빨리 응급처치를 가능하게 하는 방법이 도입되기 시작했다. 이런 방식의 의료 분야를 전문적으로 TEMS(Tactical Emergency Medical Service: 템스)라고 한다. 군대에서도 마찬가지로 비슷한 컨셉을 기초로 Combat Medic(전투의료)를 개선하려하고 있다. 양자는 결정적치료(목숨을 건질지 어떨지 결정하는 긴급외과수술)를 받을 수 있는 치료 시설로의 접근 여부가 다르기는 해도(범죄현장이라면 근처의 병원 응급실로 후송할 수 있겠지만, 전쟁터에서라면 멀리 후방까지 후송되어야 한다), 양자 모두 현장 레벨에서 실시되는 구명 조치라는 점은 큰 차이가 없고 훈련도 비슷하게 진행된다.

● SABACA(사바카)

군 장병이건 경찰관이건, 현대의 전투에 직면하는 직업에 종사하는 사람들은 SABACA(사바카)를 철저하게 숙달시켜야 한다. SABACA는 아래의 3 항목을 뜻한다.

- SA=Self Aid. 부상자 자신에 의한 처치
- BA=Buddy Aid. 전투원 상호간의 처치
- CA=Civillian Aid. 전투원에 의한 민간인 처치

전투외상의 대응시간은 극히 짧기 때문에 부상자 본인, 혹은 가장 가까운 동료에 의한 상호 구호활동이 중요하다. 또 최근에는 전투에 말려든 시민에 대해 초기 응급처치를 제공하는 것도 전투원의 중요한 역할이다. 따라서 자신의 부상을 위해 사용하는 개인용 구급장비+민간인 구호용=두 세트의 외상 대응 장비를 휴대하는 추세가 늘고 있다. 메딕(위생병)이나 의사등 전문가의 도움을 막연히 기다리는 것이 아니라 전투원 자신이 구급처치 능력을 가져야 하기 때문이다. 이처럼 가장 먼저 구호를 제공해야 하는 인원들을 **퍼스트 리스폰더(First Responder)**, 즉 **'초동조치자'**라고 부른다.

이 책에서는 퍼스트 리스폰더가 알아야 할 구명 조치를 종합적으로 소개할까 한다.

참고로 기술적인 분류를 하자면 부상자 자신 및 전투원이 서로 실시하는 조치를 "응급처치"

라고 한다(영어에서는 이 단계를 First Aid라고 한다). (우리나라에서는 First Aid 단계에서 전문의료진에게 인계 전까지의 과정을 응급처치라 통칭한다. 예를 들어 최초 환자 발생시 응급처치 능력을 가진 일반 시민의 처치에서 119등의 응급구조사의 이송 및 처치단계 까지가 응급처치가 된다. 국내법상 응급의료에 관한 법률 제2조 3항에 근거, '응급처치'란 응급의료 행위의 하나로서 응급환자의 기도를 확보하고 심장박동의 회복, 그 밖에 생명의 위험이나 증상의 현저한 악화를 방지하기 위하여 긴급히 필요로 하는 처치를 말한다– 감수자 주).

「SABACA」란 ?

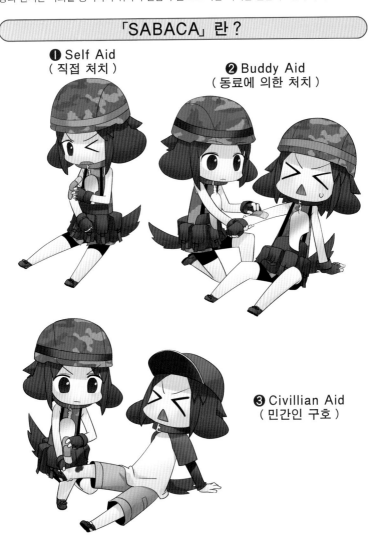

❶ Self Aid
(직접 처치)

❷ Buddy Aid
(동료에 의한 처치)

❸ Civillian Aid
(민간인 구호)

군 의료의 시간개념 – "시간을 번다"

● 평시 의료의 시간개념, 그것이 무너지면

평시(일상생활)에서의 응급의료체계에 대해 "골든 아워(황금같은 한 시간)", "플래티넘(백금)의 10분"같은 말을 종종 한다.

"골든 아워"란 미국에서 연구된 "부상당한 뒤 1시간 이내에 외과 수술을 받으면 생존률이 가장 높다"는 통계에 근거한 목표 시간이다. 마찬가지로 "부상후의 10분 이내"에 적절한 구급

평시 의료체계의 시간 개념

부상 ◁ 골든 아워: 여기에 걸리는 시간을

현장 도착까지 평균 6분	상황평가~부상자파악	현장활동을 위해 허용되는 시간 10분	구급차 탑승~병원선정
부상	구급차 도착	현장활동	현장출발

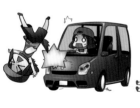
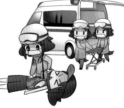
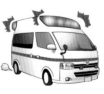

한 명의 중상자   한 팀의 구급대(3명)

처치를 받으면 사망률이 크게 감소한다고 해서 "백금의 10분"이라는 표현도 생겼다.

하지만 평상시의 "골든 아워"체계가 전시는 물론 평시에도 재해나 테러등의 상황이 벌어지면 쉽게 무너질 수 있다는 사실을 사람들이 의외로 인식하지 못하고 있다.

아래의 일러스트가 표시하듯 "골든 아워"를 실현하려면 "1명의 중증 외상 환자에 구급팀 1팀 (구급대원 3명), 1개의 수술실(의사등 인원 6명)"이 대응한다는 조건이 필요하다.

하지만, 만약 테러 사건처럼 무차별적으로 대량의 인명이 죽거나 심한 부상을 입는 사건이 벌어진다면 어떨까?

예를 들어 10명의 중증 외상 환자가 발생했다 쳐 보자. 이 때, 구급대원 10팀(30명)이 모이는 것 까지는 가능하겠지만, 수술 스탭을 한꺼번에 60명이나 모으는 것은 매우 힘든 일이다.

한 시간 이내로 줄이는 것이 목표 〉 수술개시

| 현장출발~병원도착까지 이동시간 평균 20분 | 접수~검사~ 수술준비 약 20분 |

병원도착 　　　본격적 치료를 위한 수술 시작

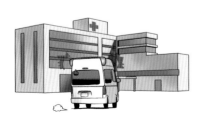

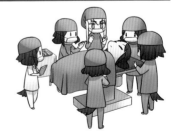

수술실 1실(6명)

• "~분 이내"에서 "시간을 벌자"로

구미권에서는 "골든 아워" "백금의 10분" 같은 "~분 이내"라는 발상에서 벗어나 "Buy the time=시간을 번다"로 발상을 전환하고 있다. "현장에서 최대한 빨리 응급 조치를 실시함으로써 시간의 여유를 얻고, 현장에서 병원으로의 후송은 부상의 긴급성에 따라 시간차를 둬 병원에서 대기중인 수술 스탭이 한명씩 차례대로 치료를 할 수 있게 한다"는 것이다. 부상이 얼마나 위급하냐에 따른 시간적 척도(구분: 피리어드, period)를 부상자 각자에게 지정해 시간차를 두고 부상자에 대응한다– 이것을 "골든 피리어드"라고 부른다.

변화의 계기가 된 것은 2013년에 구미 각국에서 자주 벌어진 테러 사건이다. 그저 한 시간 "이내"를 목표로 움직여서는 동시다발적으로 발생한 부상자에 대응할 수 없다는 사실이 밝혀지면서 군대식으로 다수의 부상자에 동시에 대응해야 한다는 발상이 평상시의 구급(응급)의료체계에 도입된 것이다.

(감수자 주: 군에서는 대량 전사상자 처리체계를 갖추고 평시에 훈련하고 있다)

사람은 갑작스러운 상황에 닥치면 평소에 훈련받지 않은 일을 해 내기가 매우 힘들다. 또 정상성 바이어스[1]가 발동해 대응을 뒤로 미뤄버리는 경우도 많다. 즉 위기가 벌어져도 평상시의 의식이나 감각을 위기에 맞게 바꾸기가 어렵다는 것이다. 따라서 평상시의 응급 의료체계를 "시간을 벌자" "시간차를 두자"는 체계로 바꾸는 것은 테러 대책에 매우 중요하다.

실제로 2015년 11월에 파리에서 발생한 테러 사건에는 평상시부터 쌓아온 대응 요령과 훈련이 큰 효과를 거뒀다. 평상시에 안 하던 일이 유사시에 제대로 될 턱이 없다.

• 군사의료의 변모– 후송 우선주의에서 시간차 대처 중시로

그렇다면 군 의료체계는 어떤지도 살펴보자. 베트남 전쟁 초기의 미군은 당시 막 등장한 헬리콥터의 뛰어난 수송 능력에 주목해 현장의 의무병에게 초기 대응을 시키는 것 보다 사단 병원으로 빨리 후송시키는 것이 생존률이 높아진다고 생각해 "Scoop and run(어쨌든 실어서 보내라)"라는 개념을 적용했다. 하지만 부상자를 받아들이는 야전병원의 수술실은 한번에 한 명씩만 치료할 수 있으니 결국 수술을 받기 전에 많은 장병들이 죽어버린다. 그래서 메딕(의무병)에게 고도의 의료훈련을 시킨 다음 최전선에 설치된 CCP(Casualty Collection Point: 부상자 집합소)에서 일단 부상자를 안정화시켜 시간을 번 다음 위급도(중증도)가 높은 순서대로 후송하게끔 했다.[2]

후송 방법의 개념도 "Load and go(필요한 처치를 한 다음 후송)"로 바뀌었고, 시간개념으로 "Buy the time(시간을 벌어라)"가 탄생하게 되었다. 군사의료의 시간개념에 대해서는 다음 페이지에 일러스트로 해설한 것을 참고하시기 바란다.

• 제1선의 응급처치 능력을 높여라

세계 각국의 군대에서는 장병 각자의 응급처치능력을 특히 중요시해 훈련을 열심히 실시하고 있다. 생명을 가장 빨리 구할 수 있는 것은 병사 각자에게 달린 문제이기 때문이다.

부상을 당하면 부상자 자신(혹은 동료의 도움으로)이 죽음을 회피한 다음 의료지원을 제공하는 CCP까지 도달한다. CCP는 부상자를 받는 즉시 고도의 응급처치로 생명을 유지시키는 동시에 긴급도(중증도)에 따라 우선순위를 매겨 후송한다. 이렇게 해서 후방의 치료시설이 동시에 수용해야 하는 부상자의 숫자를 최소한으로 줄임으로써 외과적 치료능력을 최대한 활용하는 것이 전장에서의 구명활동의 가장 중요한 포인트가 되었다.

이것을 미군에서는 4R(The Right care to the Right casualty at the Right location and Right time: 적절한 치료를 적절한 곳에, 적절한 부상자에게, 적절한 장소에서, 적절한 시간에 제공한다)라고 부른다.

이 때 중요한 것이 제1선 응급처치능력의 "표준화와 일관성"이다.

그 대표적 사례가 미군의 TCCC:Tactical Combat Casualty Care(여단이하 전투외상자 구호 후송규정)[3]으로, 여단 이하 부대에서 발생하는 전투 외상 환자의 취급 및 환자의 생명을 유지하면서 각종 처치를 실시하고 후송해 보다 고도의 치료까지 이어주는 "의료의 연계"에 대해 미군 전군 단위로 표준화시킨 것이다. TCCC에는 "부상후 10분 이내에「TCCC의 지침에 따라 구호조치를 실시,"한다고 명시되어 있으며 이 시스템은 그에 걸맞는 훈련을 받은 병사들에 의해 운영되고 있다.

장병 각자에 의한 응급처치, 최소한 4명에 한 명 꼴로 배치되는 **컴뱃 라이프세이버**(CLS)[4], 그리고 1개 소대(약 30명)에 1명 꼴로 배치되는 "**컴뱃 메딕**"으로 구성되는, 고도로 발달되어 있는 동시에 단계적으로 이뤄지는 구급처리 및 응급처치 연계능력을 확보할 뿐 아니라 이것들을 표준화시켜 일관성을 유지하는 것이야말로 다음의 응급치료 단계로 부상자를 살려 보내는 열쇠가 된다.

● 목숨의 릴레이

현대의 전투(혹은 테러 현장)라는, "효율적인 살인"이 벌어지는 와중에 최대한 많은 목숨을 살리기 위해서는 누구라도 가능한 응급처치를 철저하게 실시하는 것이 매우 중요하다는 사실이 이해되었으면 한다.

또한 응급처치에 의해 생명이 유지되었다 해도, 어디까지나 일시적으로 목숨을 부지했을 뿐이다. 응급구조사 등에 의한 응급처치, 의사에 의한 응급치료까지 효율적으로 이어져야만 한다. 전투원 각자에 의한 응급처치는 이런 "목숨의 릴레이 경주"의 출발점인 것이다.

※1: 정상성 바이어스란 비정상적인 상황에 놓여도 일상/정상의 범위 안에서 생각이 벗어나지 못하면서 비상사태를 무시하거나 과소평가하는 심리상태를 뜻한다.
※2: 이것이 민간의 파라메딕 제도(고도의 구명/의료처치가 가능한 구급대원)이 탄생하는 계기다. 참고로 일본의 구급구명사(국내는 "응급구조사") 제도는 간호사의 독점적 업무 일부를 현장과 구급차 안에서만 허가하는 것이라 파라메딕과는 좀 다르다.
※3: 군에서는 여단 이하의 단계를 Tactical level(전술 수준)으로 평가한다. 현대의 군사작전에서 여단이 기본적인 부대단위가 되었기 때문이다. TCCC에서 말하는 Tactical은 바로 여단(및 그 이하 부대)를 가리킨다. 따라서 전투를 표현할 때 "Combat"이라고 표기한다.
※4: 컴뱃 라이프세이버(Combat Lifesaver: CLS)는 부대에서 몇개월에 걸친 훈련 뒤에 연속 5일간의 실기/필기시험에 합격한 자만이 얻을 수 있는 자격이다. 기본적으로 보병의 일부, 즉 보병이면서 CLS자격을 가진 인원으로 구성되며 필요에 따라 동료를 구하거나 메딕(의무병)의 보조역할을 맡는다.

군사의료의 시간개념 Buy the time (시간을 벌자)

우측 대퇴부 관통 총상

2분 이내 사망 우려!

우선순위 ❶

지혈대 장착… 20분 벌었다!

우선순위 ❷

30초

20분

우측 흉부 관통 총상

15분 이내 사망 우려

우선순위 ❷

체스트 씰(허파 출혈 방지 및 내부압력 유지)
로 관통상을 막아도 긴장성 기흉으로 진행
…5분 이내의 처치 필요!

우선순위 ❶

15분

5분

방탄 베스트 외상/간손상

30분 이내 사망 우려

우선순위 ❸

팔다리의 피를
몸통쪽으로 보내
혈압을 유지

30분

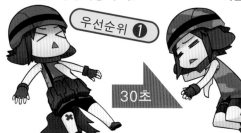
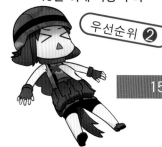
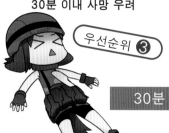

16

동시에 발생한 중증외상 부상자를 중증도(긴급도)에 따라 순서를 매겨 처치하면 한정된 의료자산(인원, 의약품, 후송차량이나 헬기등)을 최대한 효율적으로 활용해 가장 많은 사람을 구할 수 있습니다.

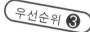

우선순위 **3**

수액(링거)를 놓아 순환성 혈액량 감소 쇼크상태에서 벗어남. 마취에 의한 통증 관리
…3시간 벌었다!

3시간

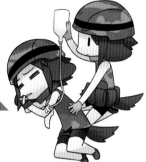

우선순위 **2**

흉곽내 압력 감소로 폐쇄성 쇼크 상태에서 벗어남
…40분 벌었다!

40분

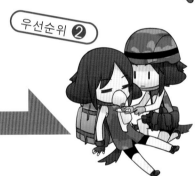

우선순위 **1**

수액을 놓아도 순환혈액량 감소 쇼크 상태에서는 벗어 나지 못함
…위험한 상태!

긴급후송

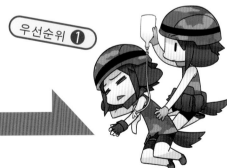

외상과 비외상

● 외상처치가 제대로 이뤄지지 않는 일본의 구명

심장이 멈추면 인간은 죽음에 이른다※. 일본에서의 시민(의료계 비 종사자)에 대한 응급처치법 교육은 주로 심장질환 및 감전, 저체온, 익수나 생매장등에 의한 질식등을 원인으로 하는 "비외상성 심폐정지"를 대상으로 이뤄지고 있다. 하지만 외상에 의해 벌어진 출혈로 인한 외상성 사망 예방교육은 거의 이뤄지고 있지 않다. 이 두 가지는 목숨을 구하는 방법도, 접근방법도 정 반대라 할 정도로 다르다. 따라서 현 상태에서는 총상이나 폭발에 의한 부상, 날붙이에 의한 부상등으로 중증 외상환자가 동시에 많이 발생하는 테러 상황에서의 구명활동을 거의 기대할 수 없다.

일본에서는 응급처치라고 하면 심폐소생술, 즉 흉골압박(흔히 말하는 심장 마사지)와 인공호흡이 주로 일반인들에게 교육되고 AED(자동 제세동기)도 널리 보급되어 있다. 심폐소생의 목적은 심장과 폐(허파)의 기능을 회복시켜 뇌나 중요기관에 대한 산소공급을 유지하는 것이다. 하지만 앞서 언급한대로 이것들은 "비외상성 심폐정지"에 대한 구명법으로, 외상에 의한 치명적 대량출혈에는 대응할 수 없다.

여기서는 인체의 순환기 계통(혈액의 흐름)의 기능을 기초로 대응법이 정 반대인 비외상성과 외상성, 각각의 심폐정지에 대해 설명해본다.

● 외상성과 비외상성의 차이

인체의 순환기 계통의 기능은 아래의 세 가지로 구성된다(일러스트 참조).

순환기 계통 - 3가지 기능

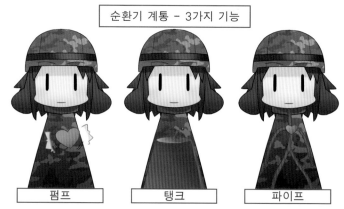

펌프	탱크	파이프
혈액을 보내는 기능(심장)	몸 안의 혈액량(혈액의 양)	혈액이 흐르는 길(혈관)

'외상에 의한 심정지(심장정지)'란 파이프(혈관)가 손상당해 탱크(혈액량)가 줄어들면서 펌프(심장)가 정지하게 되는 것을 뜻한다. 이 때는 심폐소생술을 실시해도 사회복귀율은 1%도 채 되지 않는다. 혈액이 몸 밖으로 빠져나가니 펌프를 움직여도 뇌에 대한 산소공급이 이뤄지지 않기 때문이다. 치명적 외상을 입었을 때에는 심정지에 도달하기 전에 최대한 빨리 지혈을 통해 혈액량의 저하를 막아야만 한다.

다음으로 **비외상성 심정지**의 경우인데, 파이프(혈관)에도 탱크(혈액량)에도 이상은 없고 펌프(심장)에만 문제가 있는 경우이므로 심폐소생술이 효과를 발휘한다. 예를 들어 동일본 대지진 당시 쓰나미 피해로 인해 물에 빠지면서 생긴 체온저하로 인해 심정지가 찾아온 경우가 많은데, 이럴 경우 겨드랑이 아래나 사타구니등 동맥이 표피 가까이에 위치한 곳에 핫팩이나 따듯한 물이 담긴 물주머니를 대 주는 등의 방법을 통해 정상체온으로 되돌리면서 흉골 압박을 계속하면 된다(참고로 저체온 상태에서는 AED의 효과가 낮다).

이처럼 심정지에 대한 대응은 비외상성 심정지상태에서의 응급처치법인 "심폐정지상태로부터 시작하는 접근법"과 치명적인 대량출혈에서 목숨을 구하기 위한 "심폐정지상태에 빠지지 않게 하려는 접근법"이 있다.

이것들은 분명하게 구분해서 시민에게 보급해야 한다.

치명적 대량출혈시 응급처치법	비외상성 심폐정지상태의 응급처치법

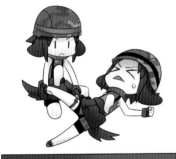 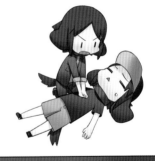

심폐정지에 빠지지 않게 하는 접근법　　　심폐정지상태에서 시작되는 접근법

※ : '심정지'란 심장의 펌프기능이 저하되어 혈액의 순환이 곤란해지는 상황을 뜻한다. 완전히 '정지'한 상태만 가리키는 것이 아니므로 주의.

죽음의 메카니즘 - 네 가지 쇼크와 심정지 / 두부 외상

● 사람이 죽는 이유

사람이 살아가려면 몸 안에 늘 산소와 수분, 영양분(당분이나 전해질)등이 공급되어야 한다. 의학적으로 '쇼크'란 이런 것들이 적절하게 공급되지 않는 상태를 뜻하며, 부상을 입으면 시작되어 다양한 장기가 기능을 못하게 되는 사태가 몸 전체로 퍼진다.

그리고 '쇼크 상태'라 함은 부상자의 몸 안에 있는 연약한 장기들, 특히 생명유지에 꼭 필요한 주요 장기(특히 중요한 부분이 뇌)의 세포가 영구적인 장애를 입어 후유증이나 사망에 이르는 치명적인 상태가 된 것을 말한다. 이 상태에 빠지면 30분 이내에 적절한 처치를 받지 못할 경우 죽게 된다.

신속한 대처가 필요한 상태인 만큼 미군에서는 전 장병이 부상자의 중요한 쇼크 상태를 파악하고 대처할 수 있는 훈련을 의무적으로 받고 있다.

● 네 가지 쇼크

몸 안의 조작에 산소와 에너지가 제대로 공급되려면 앞에서도 언급했듯 혈액순환의 3가지 기능+폐의 기능(혈액에 산소공급)이 정상적으로 이뤄져야만 한다.

쇼크 상태에서는 펌프/탱크/파이프/산소공급의 문제가 서로 얽혀 작용하며 때로는 동시에 터지는 경우도 있어 매우 복잡한 양상을 띤다. 이들 네 가지 기능을 이해하여 원인을 추구하지 않으면 문제를 해결할 수 없다. 그러면 죽음에 이르는 네 가지 쇼크와 심정지, 두부(頭部: 머리) 외상에 대해 설명하자.

◆ 순환혈액량 감소성 쇼크(Low-Volume shock)

순환혈액량(탱크)의 감소에 의해 일어나는 것으로, 외상에 의한 사망은 대부분이 여기에 해당한다. 출혈 외에도 다른 이유로 대량의 체액이 손실되어 벌어지는 경우가 있다(설사, 구토, 열상 등).

출혈의 경우에는 탱크와 파이프의 문제로 벌어지는 만큼, 먼저 무엇보다도 파손된 파이프를 막아야 한다(즉 지혈). 혈액의 감소량에 따라 관찰되는 환자의 반응도 달라지므로 초기의 반응이 발견되면 신속하게 대처해야만 한다.

초기(순환혈액량의 약 15~25%를 잃은 경우. 약 1리터 까지의 출혈)에는 "쇼크의 6P"라고 불리는 반응이 보인다. 6P란 아래와 같다.

Prostration=탈력감, 머리의 흔들림/Pallor=안면창백. 피부에 위장크림을 발랐거나 유색인종일 경우에는 손바닥이나 손톱 아래를 관찰한다/Frequency Pulse=맥박. 심박수의 증가. 심리적 동요가 가라앉은 다음에도 평소의 맥박보다 두 배 가까이 빠른 속도(매분 120회)가 지

외상등에 의한 출혈량의 추정

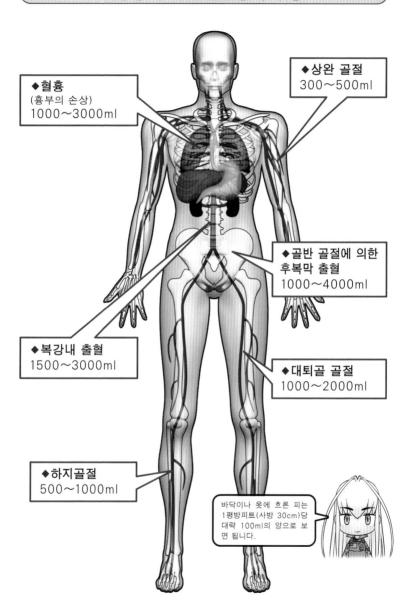

◆상완 골절
300〜500ml

◆혈흉
(흉부의 손상)
1000〜3000ml

◆골반 골절에 의한
후복막 출혈
1000〜4000ml

◆복강내 출혈
1500〜3000ml

◆대퇴골 골절
1000〜2000ml

◆하지골절
500〜1000ml

바닥이나 옷에 흐른 피는
1평방피트(사방 30cm)당
대략 100ml의 양으로 보
면 됩니다.

◆순환혈액량 감소성 쇼크

출혈이나 탈수등에 의해 체내의 순환혈액량이 감소하면서 벌어진다.

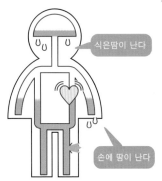

식은땀이 난다

손에 땀이 난다

● 대응
· 지혈한다
· 손목을 조여 체간에 혈액을 보낸다(자기수혈)

◆혈액분포 이상성 쇼크

아나필락시 쇼크나 척추손상등으로 신경의 통제가 안될 때 손목의 혈관이 팽창한다. 상대적 혈액량이 감소하면서 심장에 피가 가지 않아 벌어진다.

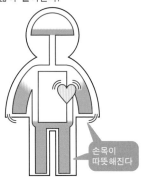

손목이 따뜻해진다

● 대응
· 손목을 조여 체간에 혈액을 보낸다(자기수혈)

◆폐색성 쇼크

심장의 펌프기능은 정상이지만 심장 주변의 혈관이 막히거나 압박을 받아 심장에서 나가는 혈액량이 줄어 일어난다.

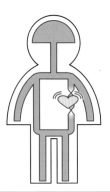

● 대응
· 혈관을 폐쇄/압박하는 원인을 신속하게 찾아 제거해야 한다

◆심원성 쇼크

심장 그 자체의 손상으로 벌어진다. 전투에서 일어날 경우는 방탄 플레이트에 대한 직접타격이나 지속적 압박, 추락 등으로 인해 가슴의 앞부분이 강타당해 벌어지는 심근경색등이 원인.

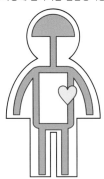

● 대응
초동조치 인원으로는 어떻게 할 방법이 없다. 신속하게 의료진에게 보내야 한다(다만 증상이 폐쇄성 쇼크와 비슷하므로 빨리 구분해야 한다. 폐쇄성 쇼크는 현장 처치가 가능하다).

◆심정지

심장 자체의 펌프 기능에 장애가 벌어진 경우. 전투시에 발생할 경우 대개 피로나 스트레스, 심장에 대한 강한 충격등이 원인이다.

◆두부 외상

두부(머리)에 강한 충격등을 받아 뇌가 손상되어 부어올라 그 압력으로 혈액이 뇌로 공급되지 못하게 된다.

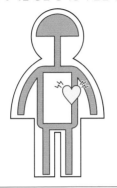

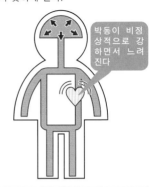

박동이 비정상적으로 강하면서 느려진다

●대응
·3분 이내의 AED사용, 심폐소생술

●대응
초동조치 인원이 어쩔 도리가 없다. 신속하게 의료진에게 보내야 한다

속되는 경우는 이상이 있는 것/Perspiration=식은땀/Pulmonary insufficiency=잦은 호흡, 호흡부전/Thready Pulse=말초동맥의 맥박이 약해지는 경우.

◆혈액분포 이상성 쇼크(High-Space shock)

척추손상, 패혈증, 아나필락시(Anaphylaxis) 쇼크(벌 독, 식품, 약물등에 의한 쇼크)등에 의해 발생한다.
혈관이 확장하면서 혈액량 자체는 변하지 않는데 탱크의 용량 자체가 늘어나는 바람에 순환의 문제(혈액량의 "상대적" 감소)가 벌어지는 상태. 즉 탱크의 문제.

◆폐쇄성 쇼크(Mechanical shock)

심장(펌프)나 폐의 혈액(파이프)이 액체(심장 압전 Cardian Tamponade: 138페이지 참조)이나 공기(긴장성 기흉, 135페이지 참조)의 압력에 의해 차단되어버리는 상태. 파이프의 손상이나 꼬임등에 의해 혈액을 보내는 심장의 기능이 방해되는 상태.

◆심원성 쇼크(Coardiogenic shock)

심근좌상(심장 그 자체가 손상되는 것)이나 심근경색 등, 심장의 손상에 의해 벌어진다. 즉 펌프의 문제. 심근좌상의 원인은 교통사고가 가장 많은데, 핸들에 의한 타격이나 급감속에 의한 앞쪽 흉부에의 직접타격, 지속적 압박등에 의해 심장이 흉골과 척추 사이에서 압박당하면서 벌어진다. 전투에서는 베스트의 방탄판(아머 플레이트) 중앙에 피탄될 때나 폭발에 의해 튕겨 나갈 때 등에 의해 발생한다.

이 경우의 증상은 폐쇄성 쇼크와 비슷하기 때문에 주의가 필요하다. 폐쇄성 쇼크는 파이프의 문제이므로 파이프를 막는 원인을 제거하면 쇼크 상태에서 빠져나갈 수 있다. 빨리 구분할 필요가 있다.

◆ 심정지(Cardiac arrest)

심장에 대한 극심한 충격, 피로, 혹은 질병에 의해 부정맥에 빠지는 것(목숨이 위태로운 정도의 부정맥이 발생하면서 심장의 펌프 기능이 저하되어 전신에 혈액을 보낼 수 없는 상태).

부정맥이 원인으로 심정지가 벌어질 경우에는 이를 치료하면 심장의 기능이 회복될 가능성이 있다. 재빨리 발견해 증상 발생후 3분 이내에 흉골 압박(심장 자극)을 개시, AED로 제세동(심장의 박동에서 보이는 이상한 리듬을 정상으로 되돌림)을 실시하거나 인공호흡이 가능한 사람의 협력을 얻어 심폐소생술을 실시한다. 다만 많은 인력이 필요한 작업이므로 전투중에 불가능할 경우도 있다.

또한 순환혈액량이 크게 손상되어 부정맥이 벌어지고 심정지에 빠지는 경우도 있다. 이럴 경우 심정지에 도달할 때 까지 저산소 상태가 오래 지속될 수 있으므로 목숨을 건질 가능성은 크게 낮아진다. 심정지에 빠지기 전에 지혈을 해야 한다.

◆ 두부 외상(Traummatic brain injury)

뇌는 몸이 소비하는 산소의 약 20%를 소비하는 반면 자체적으로 산소를 비축하는 능력은 없다. 또한 그 외에도 많은 에너지가 필요한데 그걸 비축할 기능이 없기 때문에 뇌로 가는 혈액이 차단되면 뇌세포가 죽는다. 즉 사람의 죽음과 직결된다.

단단한 뼈로 둘러싸인 머릿속의 용적은 일정하며 뇌, 뇌척수액, 혈관내의 혈액등이 그 안에 가득 차 있다. 따라서 이들 중 하나의 성분이 늘어나면 나머지 둘은 머릿속에 있을 자리가 없게 된다. 외상을 받아 뇌조직이 파손되면 뇌가 부풀어 부피가 늘어난다. 이렇게 되면 혈액이 밀려나면서 뇌에 산소등이 공급되지 않게 되며 결국 죽음에 이른다. 이 때에 사람의 몸은 뇌 속의 혈액을 보충하기 위해 고혈압 및 느리면서도 강력한 맥박을 보이게 되며, 또 호흡상태도 불규칙하게 되므로 이를 놓쳐서는 안된다. 또한 두부 외상 환자는 자주 토하게 되므로 토사물로 기도가 막히지 않게 주의해야만 한다(121페이지, HAINES 자세 참조).

코나 귀로부터 투명한 액체나 피(혹은 둘이 섞인 듯한 액체)가 흘러나오면 두개골 기저 골절(Skull base fracture)일 가능성도 있다. 그 외에도 머리의 귀 뒤쪽 주변이 붓거나 변색(배틀:Battle 증상), 양 눈 주변이 붓거나 변색(너구리 눈 혹은 팬더의 눈 증상)등이 있다.

제1장

전장과 의료

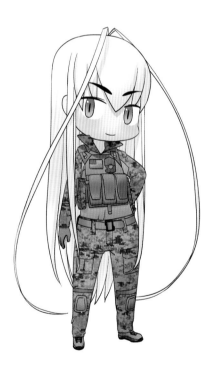

전투에 의한 사망과 부상

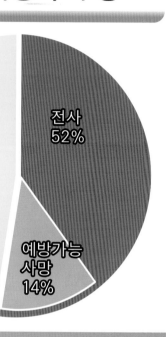

베트남 전쟁
(1955년 11월~1975년 4월 30일)
전사/전상사 합계 58,193명

전사
52%

전상사
47%

예방가능
사망
14%

◆「예방 가능」사의 전사 원인

베트남 전쟁

60%
사지(팔다리)의 출혈

33%
흉부에 생긴 관통성 외상
에 의한 긴장성 기흉

7%
기도의 손상
혹은 폐색

미군의 데이터를 기초로 현대 전쟁에서의 전사/부상원인을 찾아봅니다. 아래의 그래프는 전사자 전체에 대한 전사/전상사의 비율, 그리고 살릴 수 있던 외상사(예방 가능사)의 내역입니다.

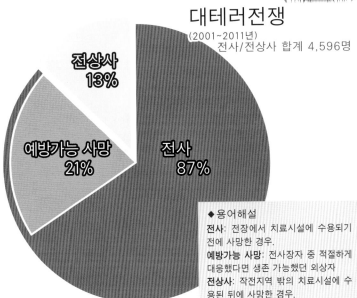

대테러전쟁

(2001~2011년)
전사/전상사 합계 4,596명

전상사 13%

예방가능 사망 21%

전사 87%

◆ 용어해설
전사: 전장에서 치료시설에 수용되기 전에 사망한 경우.
예방가능 사망: 전사장자 중 적절하게 대응했다면 생존 가능했던 외상자
전상사: 작전지역 밖의 치료시설에 수용된 뒤에 사망한 경우.

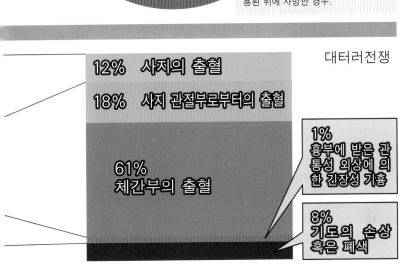

대테러전쟁

12% 사지의 출혈

18% 사지 관절부로부터의 출혈

61% 체간부의 출혈

1% 흉부에 받은 관통성 외상에 의한 긴장성 기흉

8% 기도의 손상 혹은 폐색

27

전사와 「예방가능 사망」

● 방대한 전사자 데이터

미군은 남북전쟁(1861~1865년) 이래 병사의 진료 차트를 영구 보존해 전투중 입은 외상이나 전쟁지역의 질병에 대해 연구를 거듭했다.

실제로 1970년대에 응급의료가 크게 발전하는 원인중 하나가 된 수액 요법은 1차 세계대전 당시에 이뤄졌던 연구가 힌트가 되었다. 심지어 현대에는 병사가 착용하는 방탄 플레이트에 몇발의 총탄이 각각 어느 각도로 명중했느냐의 여부까지 자세히 기록을 남기게 된다. 전투 외상에 관한 기록은 그만큼 연구를 위해 중요한 것이다(또한 범죄같은 사건에 관한 것이라면 "증거"로서도 중요시된다).

그렇다면 미군의 데이터를 기초로 전장에서의 사망원인과 구명, 즉 목숨을 살릴 가능성에 대해 설명해 보자.

● 생존율의 대폭 향상

앞 페이지의 원 그래프는 베트남 전쟁(1955~1975년)과 대테러전쟁(흔히 말하는 이라크/아프가니스탄 전쟁. 2001~2011년)에서의 전사와 전상사의 비율을 간추린 것이다.

그래프에서 말하는 '전사(戰死)'란 '전상, 즉 전투시에 입은 부상에 의해 치료시설에 수용되기 전에 사망(즉 전장 사망)'를 뜻하며 '전상사(戰傷死)'란 '전투지역 외의 치료시설에 수용된 뒤에 사망'한 것이다.

'전사'중 부상을 입은 직후에 적절한 처치를 했다면 피할 수 있을 사망은 따로 '예방가능 사망'으로 분류한다(치료시설에 수용된 뒤 의료진이 최선을 다했음에도 결국 사망한 경우에는 '예방가능 사망'으로 분류하지 않는다).

먼저 주목해야 할 부분은 전사(전장 사망)의 비율이 크게 늘어났다는 것이다. 이것은 치료-후송 시스템의 진보로 인해 생존율이 높아지면서 후송된 부상자의 사망률이 줄어들고, 상대적으로 사망자 전체에서 전장사의 비율이 높아졌기 때문이다. '전상사(치료시설에 수용된 뒤의 사망)'가 47%에서 13%로 1/3이하로 감소한 것이 이것을 잘 보여준다. 또한 응급처치를 위한 교육 및 장비가 발전하고 질이 높아지면서 '예방가능 사망(살릴 수 있는 가능성이 있던 사망)'의 비율은 늘고 있다.

● 「예방가능 사망」의 내역

그렇다면, '예방가능 사망'을 보다 자세히 살펴보자. 앞 페이지, 아래의 막대 그래프가 베트남 전쟁과 대테러 전쟁에서의 '예방 가능 사망'의 사망원인이다.

「사지에서의 출혈」: 총탄에 의한 팔다리의 부상이나 폭발물에 의한 절단 등
「흉부에 생긴 관통성 외상에 의한 긴장성 기흉」: 총탄등에 의해 흉부에 구멍이 뚫려 그 곳에서 유입된 공기나 손상된 폐로부터 새어나온 공기로 인해 흉강내의 공기압이 상승, 압박이 가

해지면서 상하 대동맥이 막혀 혈류가 방해되는 상태(긴장성 기흉을 포함하는 흉부외상에 대해서는 135페이지에 자세히 해설한다).

「기도의 손상 혹은 폐색」: 기도의 물리적 손상이나 의식 장애로 인한 설근침하(혀뿌리가 가라앉는 증세), 구토물이나 핏물등으로 기도가 막히는 경우, 혹은 뜨거운 연기나 열풍을 빨아들여 기도가 화상을 입는 등.

이상의 3대 주요 원인은 적절하게 대처하면 목숨을 건질 가능성이 있으므로 미군에서는 장병 각자가 실시할 수 있는 응급처치의 교육 및 관련 자재 배포를 철저하게 수행하고 있다. 그 결과는 데이터로 분명하게 나타나고 있다.

'사지에서의 출혈'은 부상 후 3분만 지나도 과다출혈로 인한 사망에 이르는 경우도 있기 때문에 지혈대(토니켓)의 지급과 사용교육이 이뤄지고 있다. 이로 인해 현대(대테러 전쟁)에서는 많은 부상자가 목숨을 건졌으며 사망 확률도 1/5까지 저하됐다. '흉부에 생긴 관통성 외상에 의한 긴장성 기흉'도 구호장비의 지급과 사용교육 덕분에 1/33까지 감소했다.

한편으로 과거에는 목숨을 살리기 어려웠던 '사지 결합부의 출혈'이나 '체간으로부터의 출혈'이 '예방가능 사망'에 차지하는 비중이 크게 늘어났다.

◆ 대테러 전쟁(2001~2011년) 당시의 미군 전사자의 사망원인 분석

Cause of Death 사망원인	Instantaneous 즉사	Acute 잠시 후 사망
Brain injury 뇌손상	38.3%(620명)	53.0%(753명)
High spinal cord injury 상부 경추(척추) 손상	—	9.2%(131명)
Dismemberment 사지절단	31.6%(512명)	—
Heart / Thoracic injury 심손상/흉부손상	23.6%(383명)	21.8%(310명)
Open pelvic injury 개방성 골반손상	—	6.5%(93명)
Other 기타	6.5%(104명)	9.5%(134명)

이 표는 대테러전쟁 기간중 발생한 사망자들 중 즉사, 혹은 부상 후 오래 지나지 않아 사망한 생존 가능 부상자의 주요 사망원인을 간추린 것이다. 먼저 사람의 사망은 뇌가 죽는 것을 뜻하므로 당연히 뇌가 큰 손상을 입으면 어쩔 도리가 없다. 뇌손상은 사망 원인의 큰 비중을 차지한다. 척추는 뇌와 전신을 연결하는 신경이 집중된 부위이지만 특히 위쪽(상부 경추)에 중요 신경이 집중되어 있으므로 여기가 파손되면 몸의 통제력을 잃어(예를 들어 자력으로 호흡할 수 없게 된다) 죽음에 이른다. 사지절단부터는 대량 출혈에 의한 "탱크(순환혈액량)"의 문제다. 사지 중 여럿을 동시에 잃으면 적어도 3,000ml이상의 혈액을 단숨에 잃게 된다. 심손상/흉부손상은 출혈량도 많지만 펌프(심장기능)를 잃어 뇌를 지탱할 수 없게 된다. 개방성 골반손상이란 골반이 파손되어 외부에 노출되는, 혹은 골반 골절을 맨눈으로도 쉽게 알 수 있는 정도를 뜻한다. 골반이 여기까지 망가지면 혈액을 순간적으로 잃어 사망하게 된다.

총상 - 총탄에 의한 부상

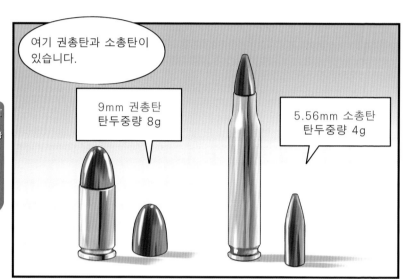

여기 권총탄과 소총탄이 있습니다.

9mm 권총탄
탄두중량 8g

5.56mm 소총탄
탄두중량 4g

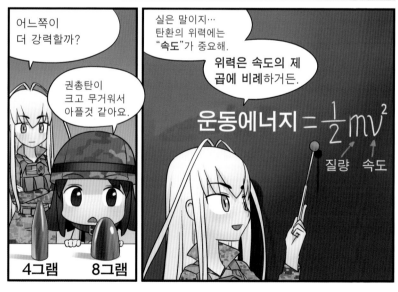

어느쪽이 더 강력할까?

권총탄이 크고 무거워서 아플것 같아요.

4그램   8그램

실은 말이지…
탄환의 위력에는 "속도"가 중요해.

위력은 속도의 제곱에 비례하거든.

$$운동에너지 = \frac{1}{2}mv^2$$

질량   속도

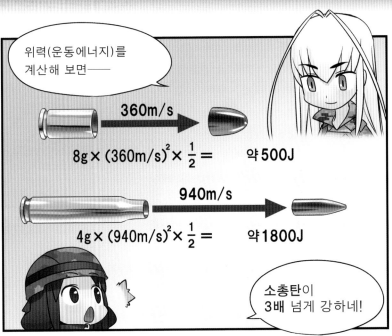

위력(운동에너지)를
계산해 보면——

360m/s

$8g \times (360m/s)^2 \times \frac{1}{2} =$ 약 500J

940m/s

$4g \times (940m/s)^2 \times \frac{1}{2} =$ 약 1800J

소총탄이
3배 넘게 강하네!

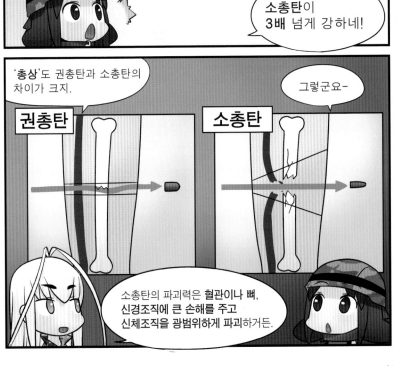

'총상'도 권총탄과 소총탄의
차이가 크지.

그렇군요-

권총탄

소총탄

소총탄의 파괴력은 혈관이나 뼈,
신경조직에 큰 손해를 주고
신체조직을 광범위하게 파괴하거든.

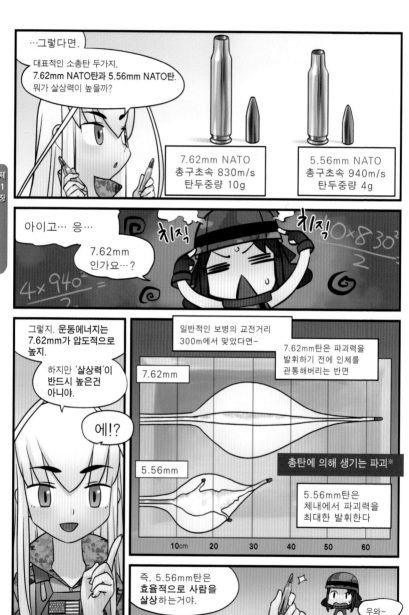

…그렇다면.

대표적인 소총탄 두가지,
7.62mm NATO탄과 5.56mm NATO탄.
뭐가 살상력이 높을까?

7.62mm NATO
총구초속 830m/s
탄두중량 10g

5.56mm NATO
총구초속 940m/s
탄두중량 4g

아이고… 응…

7.62mm
인가요…?

치직

치직

10×830^2

$\frac{}{2}$

4×940^2

그렇지. 운동에너지는
7.62mm가 압도적으로
높지.

하지만 '살상력'이
반드시 높은건
아니야.

에!?

일반적인 보병의 교전거리
300m에서 맞았다면─

7.62mm탄은 파괴력을
발휘하기 전에 인체를
관통해버리는 반면

7.62mm

총탄에 의해 생기는 파괴※

5.56mm

5.56mm탄은
체내에서 파괴력을
최대한 발휘한다

10cm   20   30   40   50   60

즉, 5.56mm탄은
**효율적으로 사람을
살상**하는거야.

우와~

※ 인체와 비슷한 경도의 젤라틴 덩어리에 탄을 쏠때 생기는 공동의 깊이와 크기를 그림으로 묘사한 것. 7.62mm탄은 위력이
최대가 되는 위치가 깊어 인체를 관통해 버린다. 5.56mm탄은 얕고, 또 탄두가 파편화되기 쉬워 파괴력도 크다.

●5.56mm탄의 살상력

전쟁에서의 무기의 성능과 운용은 "효율적인 살인"의 추구 그 자체이다. 1960~70년대 이후, 미국의 뒤를 이어 세계 각국 군대는 전군에 배치되는 제식소총의 사용탄을 종래의 7.62mm NATO탄(운동 에너지 3,000J이상)에서 소구경 5.56mm탄(운동 에너지 1,800J정도)로 전환했다.

소총탄의 소구경화는 휴대탄수의 증대, 발사반동의 감소에 의한 연사능력의 향상에 의한 제압력이 주요 목적이었다. 소구경화에 대해 종종 "위력이 낮은 소구경탄으로 전사하지 않을 정도로 부상만 입혀서 적이 부상자 구호나 후송에 인원을 빼앗아 전투력이 감소하게 만들 수 있다"는 '이유'를 거론하곤 한다.

하지만 이것은 결코 맞는 이야기가 아니다. 7.62mm탄은 위력은 크지만 파괴력이 최대가 되기 전에 몸을 관통해버릴 가능성이 높다. 한편으로 5.56mm탄은 몸에 침입한 직후에 파괴력이 최대가 되며, 또 쉽게 파편화되는 특성이 있으므로 당시 생각하던 300m정도의 교전거리에서 종합적으로 살상효율이 가장 좋은 탄약이었기 때문이다.

한편 방탄복등 개인 방어장비의 발달이나 전투부대의 기계화/장갑화가 진행되고, 또 아프가니스탄이나 이라크처럼 광대한 전장에서 교전거리도 늘어나는 경우가 많다 보니 현대에는 보병 소대나 분대의 일부에 다시금 7.62mm NATO탄 사용 소총이 장비되고 있다.

●총상이란 무엇인가

현대의 일본은 총기 범죄가 극히 적은 안전한 나라이다.

그렇다 보니 많은 의료 종사자가 실제로 '총상(총탄에 의한 부상)'을 본 경험이 없고, 총탄이 몸에 명중하면 총알 지름 정도의 작은 구멍이 날 것이라고 생각하고 있다. 「뇌나 심장에 구멍이 뚫리면 죽겠지만, 팔다리에 총탄을 맞으면 죽지 않는다. 방탄 베스트로 보호되는 부위는 총탄에 맞아도 안전하다」라고 생각하는 사람이 대부분이다.

확실히 권총탄이라면 이 정도로 생각해도 큰 문제는 없다. 물체의 운동에너지는 물체의 질량과 '속도의 제곱'에 비례한다. 따라서 총탄의 운동에너지는 아래 공식을 통해 얻을 수 있다.

$$K = \frac{1}{2} m v^2$$

운동에너지   무게 속도

속도는 총탄의 파괴력에 중요한 요소이다. 권총탄은 속도가 느리고, 운동에너지도 비교적 낮다. 만화에 그려진 것 처럼 대퇴부에 명중한다 해도 탄환은 관통한 몸의 표면에 탄환 지름보다 조금 큰 구멍을 남길지언정 뼈에는 균열골절이 발생하는 정도로 그치며 치명상에 이르지는 않는다. 권총탄은 뇌나 심장같은 급소에 맞지 않는 한 즉사에 이르는 경우는 거의 없다.

한편 권총탄은 탄두의 형태를 다양하게 연구, 탄자가 신체 내부에 정지해 운동에너지 모두를 파괴력으로 이용하는 방향으로 발전하고 있다. 탄두 끝부분에 구멍을 파 명중의 충격으로 크게 변형하는 할로우 포인트(HP: Hollow Point)탄이나, 미세한 파편으로 파열되는 프랜저블(파열: Frangible)탄등이 그것이다.

이런 종류의 탄두는 몸 안에서 멈추도록 만들어진 만큼 방탄복등에 의해 관통을 막기도 쉽다. 특수 섬유로 만든 소프트 아머로 치명적인 부상을 피할 수도 있다.

●소총탄 총상은 치명상이 된다

하지만 소총탄 같은 고속탄은 다르다. 흔히 말하는 급소가 아닌 팔다리에 명중해도 치명상이 되기 쉽고, 단시간에 죽음에 이르게 된다. 권총탄과 비교하면 고속 라이플탄이 몸에 맞을때의 충격력은 엄청나며, 혈관이나 신경조직을 철저하게 파괴한다. 광범위 -탄환 지름의 30~40 배의 범위- 한 조직의 파손도 일어난다.

사람의 몸에는 대략 4,000~5,000㎖ 정도의 혈액이 흐르지만, 예를 들어 대퇴부(허벅지)에 소총탄에 의한 총상을 입었다 치면 대퇴동맥의 출혈량도 상당한 양이지만 대퇴골 골절에 의해 1,000㎖(대퇴골 그 자체에 혈액이 축적되어 있으므로)의 출혈이 추가로 생기고, 또 대퇴 주변에는 근육량이 많으며 혈액의 흐름도 풍부하기 때문에 대퇴동맥과 정맥이 모두 절단될 경우 3분만에 사망할 것이다. 또한 골반이 총탄에 의해 파괴됐을 경우에도 출혈량은 1,500~2,000㎖에 달하며, 지혈도 어렵기 때문에 치명상이 된다.

여기에 더해, 총상은 치명적인 부상이면서도 피복(전투복)위에서는 어디에 발생했는지 알아채기 어렵다는 점이 특히 무섭다.

총상을 입어도 옷에는 총알 지름 정도의 작은 구멍만 생길 뿐이며, 위장무늬 때문에 구멍을 찾기는 더욱 어렵다. 또한 현대의 전투복은 발수성이 높기 때문에 대량출혈에도 불구하고 피가 스며들기 힘들다(설령 스며든다 해도 위장무늬 때문에 빨리 알아채기 어렵다). 소매나 옷 깃등에서 출혈이 확인되기는 해도 전투용 장갑이나 전투화를 신고 있으면 더욱 알아채기 어렵게 된다. **"시간이 없는(즉 긴급한데)"**도 불구하고 **"눈치채기 힘들고"**, **"겉에서 손상의 규모를 평가하기 어렵다"**- 이 사실을 확실히 깨달았으면 한다. 여기에 더해 **주변 공기나 옷의 천조각, 흙 등이 빨려들어가 몸 안이 오염될 가능성"**도 총상의 특징이다.[※]

●치료를 위한 사지절단- 과거와 현재

제2차 세계대전 무렵까지 팔다리의 총상을 입으면 치료를 위해 절단해야 할 경우가 많았다. 이것은 주로 흙 속에 존재하는 세균이 상처로부터 몸 안에 침입, 근육등 몸의 일부 조직이 괴사하는 감염증을 일으키기 때문이다.

세균에 감염되면 급속도로 피부나 근육의 괴저(체조직의 괴사)가 퍼지고, 몸 끝부분들에서 악취가 나는 가스가 발생하며 온 몸의 상태가 크게 악화된다. 이것이 급속하게 진행되기 때문에 재빨리 괴사한 부분을 절단하지 않으면 사망에 이를 확률이 높았다.

제2차 대전 이후에는 항생제등 의학의 발전으로 인해 부상자의 팔다리를 절단하는 사례가 한 때 감소하기도 했다. 하지만 최근에는 소총탄의 성능도 높아지는데다 IED(급조폭발물)의 사용등 전투의 양상이 변화하면서 다시금 사지절단이 늘어나는 추세이다. 전장에서의 구명(응급처치), 전투외상의 치료는 병기의 발전이나 전투양상의 변화에 뒤쳐지지 않도록 끊임없이 연구가 이뤄져야 한다.

※ : 총탄의 에너지로 몸 안에는 순간적으로 큼직한 공동이 생긴다(순간공동). 이 때 몸 밖에 있던 것이 안쪽으로 빨려들어간다. 생물-화학병기나 방사성 물질에 의한 오염상황이라면 순식간에 몸 속까지 오염이 진행될 것이다.

총상은 눈으로 보고 확인하기 어렵다!

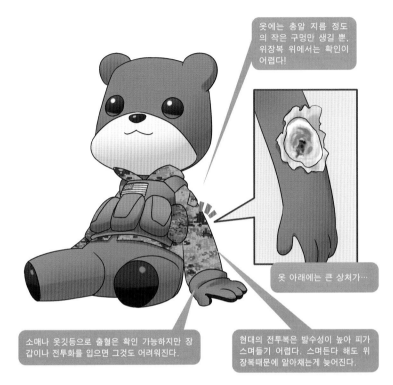

옷에는 총알 지름 정도의 작은 구멍만 생길 뿐, 위장복 위에서는 확인이 어렵다!

옷 아래에는 큰 상처가…

소매나 옷깃등으로 출혈은 확인 가능하지만 장갑이나 전투화를 입으면 그것도 어려워진다.

현대의 전투복은 발수성이 높아 피가 스며들기 어렵다. 스며든다 해도 위장복때문에 알아채는게 늦어진다.

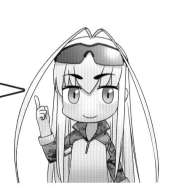

총상은-
● 시간이 없는(매우 위급한)데도 불구하고
● 눈치채기 힘들고
● 겉으로 부상이 얼마나 심한지 판단하기 어려운데다
● 주변의 물체가 빨려들어가 몸 안까지 오염될 가능성이 있다
는 사실을 잊지 말자!

●상처의 감염증 대책

감염증 대책이 발달한 현대에도 전장에서의 상처나 치료시설에 흙이 들어가지 않도록 노력하고 청결을 유지하는 것은 평상시 이상으로 중요하다. 그렇지 않으면 부상 직후의 외상에 의한 사망은 막을 수 있어도 나중에 감염으로 사망할 수도 있기 때문이다.

감염의 영향이 나오기 시작하는 것은 감염후 6~8시간으로, 임상의학에서는 감염에 대해서는 이 시간을 '골든 아워'로 부른다(부상 후 1시간을 의미하는 '골든 아워'와는 별개의 의미다). 평시의 구급의료체제에서는 감염의 영향이 발생하기 전에 치료를 개시하는 것이 가능하지만, 전장에서는 부상후 6~8시간 이내에 본격적인 치료를 받지 못할 가능성이 높다. 따라서 미군에서는 병사에게 항균약과 진통제, 지혈제의 알약들로 구성되는 '컴뱃 필 팩(Combat pill pack)'을 전투전에 지급해 부상 직후에 복용할 것을 분명히 주지시키고 있다.

◆탄착에 의한 탄두의 변형

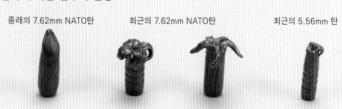

종래의 7.62mm NATO탄   최근의 7.62mm NATO탄   최근의 5.56mm 탄

군용탄은 납으로 된 탄체를 단단한 금속으로 감쌌기 때문에 체내에 침입해도 크게 변화하는 경우는 비교적 적다(사진 가장 좌측). 부드러운 납이 노출된 탄두는 체내에서 변형, 큰 피해를 입히기 때문에 국제조약에서 금지하는 사실은 여러분도 잘 아실 것이다. 하지만 최근에는 납이 노출되는 일 없이 사진처럼 앞부분이 바나나 껍질을 벗긴 것처럼 열리는 탄두들이 개발되어 사용되고 있다. 5.56mm탄에서는 효과가 적은 편이지만 7.62mm탄에서는 탄두 직경의 약 3배에 가까운 수준으로 벌어지기 때문에 큰 살상력을 지니게 된다. 이런 탄두의 등장이 7.62mm 배틀라이플 부활의 배경이기도 하다.

◆ 골반 부근의 피탄

최근 이라크-아프가니스탄의 무장세력과의 교전에서 골반 부근이 조준되는 경우가 늘고 있다. 현대에는 방탄 베스트(조끼)가 보급되어 흉부에 대한 총탄의 파괴력은 크게 줄었다. 머리는 맞으면 치명상이지만 자주 움직이는데다 작아 조준이 어렵고, 또 포물선을 그리며 날아가는 총탄의 특성상 조준이 잘못되면 상대를 넘어가 버릴 가능성도 없지 않다. 팔다리는 지혈대의 보급과 지혈법 교육이 철저해지면서 살상효과가 예전보다 크게 낮아졌다. 그래서 한 발의 총탄으로 확실히 적의 전투력을 빼앗는 부위로 골반 주변을 조준하게끔 된 것이다(참고로 복부는 탄이 관통할 가능성이 높고, 상대적으로 치명상을 입히기 어렵다). 골반을 조준하면 조준선보다 탄도가 높게 나와도 상반신 어딘가에는 맞을 것이다. 비교적 큰 부위인데다 명중하면 곧바로 걸을 수 없어 전투력을 잃는다. 게다가 지혈이 어려워 죽음에 이를 가능성도 높다.

이런 저격에는 정밀도가 높은 드라구노프 혹은 그와 비슷한 저격총이 사용된다. 정밀도가 낮은 AK를 숙련도가 낮은 하급 대원들에게 쏘게 해서 치안유지부대(특히 미군)의 주의를 끈 다음 잘 훈련된 드라구노프 사수가 잘 숨어서 저격한다. 단순하지만 효과적인 전법이다.

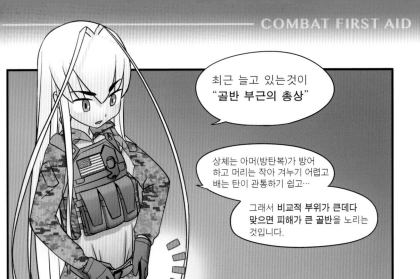

최근 늘고 있는것이
"골반 부근의 총상"

상체는 아머(방탄복)가 방어
하고 머리는 작아 겨누기 어렵고
배는 탄이 관통하기 쉽고…

그래서 비교적 **부위가 큰데다
맞으면 피해가 큰 골반**을 노리는
것입니다.

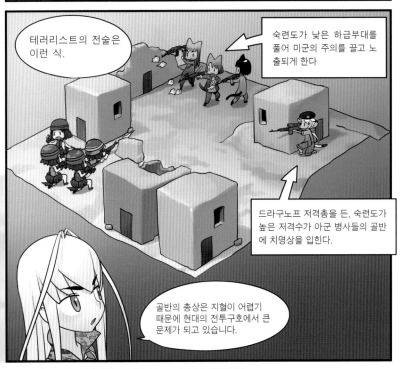

테러리스트의 전술은
이런 식.

숙련도가 낮은 하급부대를
풀어 미군의 주의를 끌고 노
출되게 한다

드라구노프 저격총을 든, 숙련도가
높은 저격수가 아군 병사들의 골반
에 치명상을 입힌다.

골반의 총상은 지혈이 어렵기
때문에 현대의 전투구호에서 큰
문제가 되고 있습니다.

※골반 부근의 부상에 대한 응급처치법은 122페이지에 해설합니다.

전투장비의 목적과 사용법

●적절한 장비가 목숨을 지킨다

전장에서 한명이라도 더 병사들을 구하기 위해 가장 먼저 갖춰야 할 것은 전장에서의 죽음을 줄이는 2대 요소, 즉 "적절한 방호장비의 착용"과 "제1선 구호의 교육을 표준화시키고 전군에 일관성을 유지하는 것"이다.

미군의 통계에 의하면 제2차 세계대전 이후 높아가기만 하던 전장에서의 사상률이 이들 시책이 실행되는 2000년대 이후에는 하강국면으로 전환했다고 한다.

이런 시책은 전투 사상자의 발생 그 자체를 줄이는 것이 아니라 부대의 치료능력 용량에도 여유를 주고 조직 전체의 생존율을 높이는 것이 기대된다. 말 그대로 "예방보다 나은 치료는 없다"인 셈이다.

여기서는 장비–방어장비에 초점을 두고 현대에서의 개인용 방어장비의 의미와 바른 사용법, 개인용 외상구호 키트의 구성과 발전에 대해 해설해보자.

◆ 방탄 플레이트(항탄 플레이트)

사망률의 감소에는 방탄 베스트등의 각종 방어장비의 착용이 중요하다. 미 연방수사국(FBI)의 분석에 의하면 총탄에 맞았을 때 방탄 베스트(방탄조끼)를 착용하면 생존율이 14배로 높아진다고 한다.

한편으로 방어력과 전투력은 트레이드 오프(한쪽을 추구하면 다른쪽이 희생되는) 관계이다. 예를 들어 방탄 베스트의 방어면적이 늘어나면 방어력은 늘어나겠지만 그만큼 무거워지면서 움직이기 어려워 싸우기 힘들 것이다. 또 열대지역에서는 더위로 인해 착용을 기피하는 사태가 나올 수도 있다(실제로 베트남 전쟁이나 걸프전에서는 무더위로 인해 착용을 기피하는 병사가 나오기도 했다).

그 결과로 인해 현재의 방탄 베스트의 중심을 이루는 방탄 플레이트인 ESAPI※1는 최대 사이즈의 플레이트라도 폭 280mm×높이 365mm로, 상당히 작다. 그만큼 올바로 착용하는 것이 중요하다.

40페이지의 일러스트에도 나와있듯 방탄 베스트는 플레이트의 윗단이 쇄골 부근에 위치해야 한다. 쇄골부터 늑골의 아래까지, 늑골의 범위를 확실히 덮도록 장착한다. 늑골을 지키는 것은 그 아래에 치명적인 장기들이 있다는 이야기다. 늑골의 원래 보호능력을 플레이트로 강화한다고 생각해야 한다.

플레이트의 위치가 원래 있어야 할 곳보다 내려가는 등 적절하게 착용되지 않은 사례를 많이 볼 수 있는데, 이래서는 충분한 방어력을 기대할 수 없다. 2007년에 일본 아이치현에서 벌어진 농성 사건에서는 범인이 발사한 권총탄이 경찰 특수부대원의 쇄골에 명중, 방향을 바꿔 심장을 손상시키는 바람에 불행히도 대원이 숨지는 사태가 벌어졌다.

한편으로 방탄 플레이트가 소총탄의 "관통을 저지"한다 쳐도, 그것만으로 섣불리 안심해서는

현대의 전투장비

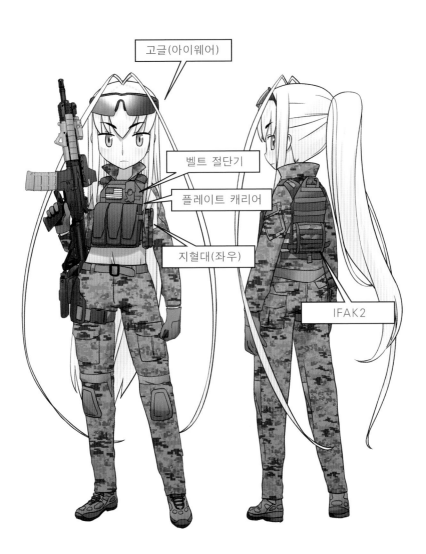

고글(아이웨어)

벨트 절단기

플레이트 캐리어

지혈대(좌우)

IFAK2

안된다. 플레이트는 총탄의 에너지에 의해 최대 44mm까지 몸 방향으로 팽창할 수 있으며, 그 충격으로 인해 늑골이 몇개씩 부러지거나 내장이 손상될 수 있다. 이것을 '방탄 베스트 외상'이라고 부르며 총탄이 관통하지 않았는데도 피탄 후 30분 정도에 사망할 경우도 있다. 방어장비는 자동차 안전벨트나 에어백과 마찬가지로 외상에 의한 사망을 줄이기는 해도 완전히 없애는 것은 아니라는 사실을 염두에 둬야 한다. 피탄되면 30초 이내에 무조건 대응해야 한다(방탄 베스트 외상에 대해서는 138페이지에서 해설).

※1 : 방탄 플레이트는 세라믹이나 고강도 폴리머 소재등에 의한 판 형태의 방탄장비다. 미군이 사용하는 ESAPI는 Enhanced Small Arms Protective Insert(발전형 소화기 방어용 삽입판)의 약자로, 7.62mm NATO탄의 복수 피탄에도 방어가 가능한 방어력을 가진다.

◆방탄 플레이트의 위치

방탄 플레이트는 작기 때문에 제대로 착용하지 않으면 의미가 없다. 방탄 플레이트의 윗단은 쇄골 부근에 위치해야 한다. 또한 심장이 들어있는 종격 부분(좌우의 폐와 척추, 가슴뼈로 둘러싸인 부분), 좌우의 폐의 혈관이 두꺼운 부분, 다량의 혈액이 함유된 간장/비장등을 보호하도록 신경써야 한다.

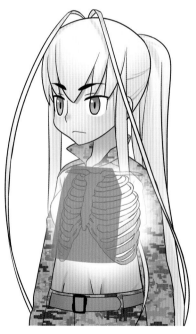
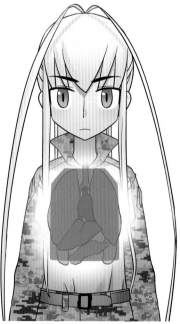

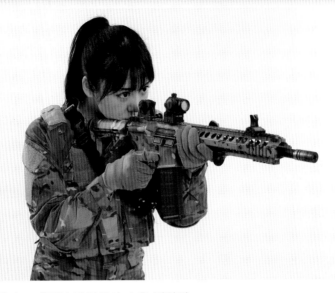

◆ 플레이트 캐리어 장착시의 소총 견착법

일반적으로 소총은 개머리판을 오른쪽 어깨에 견착하고 겨누지만, 플레이트 캐리어를 입고 있을 때에는 위 사진이나 그림에서 보여주듯 플레이트 중심선 가까이에 총을 대고 양 어깨의 근육으로 감싸듯 총을 제어한다.

이렇게 하면 총의 반동을 플레이트 전체가 받아내는데다 플레이트가 바로 정면을 향하므로 작은 방어면적을 최대한 활용할 수 있다. 양 어깨와 겨드랑이는 안쪽으로 움츠려 실루엣을 최소한으로 줄여 피탄면적을 최소한으로 억제하는 효과도 있다.

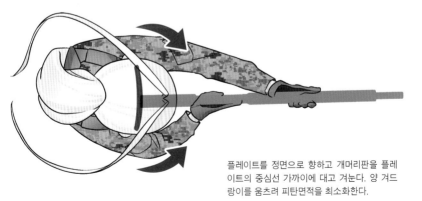

플레이트를 정면으로 향하고 개머리판을 플레이트의 중심선 가까이에 대고 겨눈다. 양 겨드랑이를 움츠려 피탄면적을 최소화한다.

◆ 지혈대

지혈대는 한 사람당 최소 두 세트를 휴대한다. 이라크와 아프가니스탄전의 통계에서는 부상자 1명당 평균 2.55세트의 지혈대를 소모하는 것이 밝혀졌다. 또한 지혈대의 플라스틱 부분은 자외선을 쬐면 열화되므로 햇빛을 피하도록 하나씩 전용 파우치에 넣어 휴대하는 것이 바람직하다(그리고 다른 파우치에 다른 구급품과 함께 넣으면 필요할 때 신속하게 꺼내 쓰기가 어려우므로 전용 파우치를 이용해 휴대한다).

또한 어떤 자세에서도 손이 닿는 위치에 좌우로 분산해서 휴대한다. 그러지 않으면 한번에 모든 지혈대를 잃을 가능성도 있다(지혈대의 사용법은 70페이지에서 해설한다).

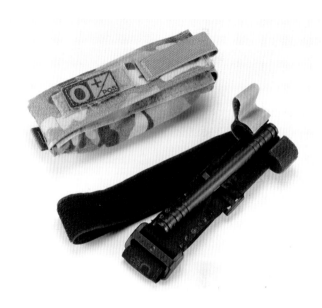

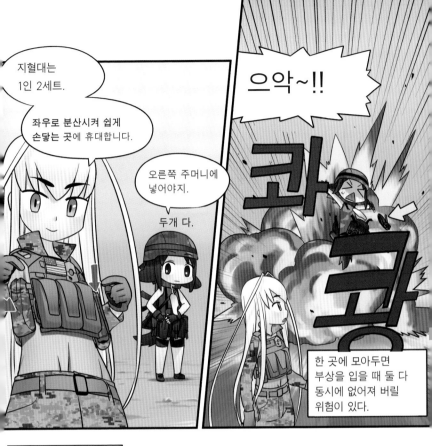

지혈대는
1인 2세트.

좌우로 분산시켜 쉽게
손닿는 곳에 휴대합니다.

오른쪽 주머니에
넣어야지.

두개 다.

으악~!!

콰

쾅

한 곳에 모아두면
부상을 입을 때 둘 다
동시에 없어져 버릴
위험이 있다.

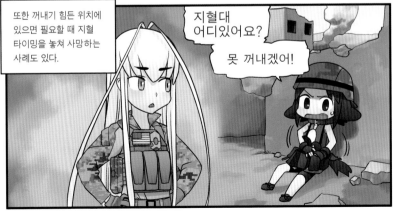

또한 꺼내기 힘든 위치에
있으면 필요할 때 지혈
타이밍을 놓쳐 사망하는
사례도 있다.

지혈대
어디있어요?

못 꺼내겠어!

◆헬멧

포탄등의 폭발물 파편으로부터 머리를 보호한다. 총탄의 직격에는 견딜 수 없지만 명중시의 충격을 줄이는 것은 가능하다. 한편으로 최근의 소총탄 탄자는 헬멧으로 튕겨내기 어려울 뿐 아니라 오히려 쉽게 침입하도록 만들어지고 있기 때문에 헬멧을 구성하는, 겹겹이 압축된 방탄섬유의 틈새로 탄환이 뚫고 들어가 찢어지게 된다.

헬멧은 폭발파의 양압력을 받았을 때 머리와 헬멧 사이의 틈으로 침입한 양압력(폭풍 압력)이 머리 정상 부근에 응축되면서 고압을 형성해 두개골이 파손되는 경우도 있다. 이 때문에 최근에는 빈 틈이 많은 해먹식 내장재에서 틈이 적은 패드식 내장재로 변화하고 있다.

또한 고정 방식도 턱과 후두부를 조여서 헬멧을 고정하는 헤드락 방식이 보급되고 있다. 헤드락 방식은 야시장비등의 중량물이 헬멧에 장착되었을 때에 턱끈에 하중이 집중되지 않고 헬멧의 흔들림도 줄여준다. 또 턱끈은 일정 이상의 압력이 가해지면 자동적으로 풀리도록 되어 있어 폭풍을 받았을 때에는 헬멧이 뒤로 날아가게 해 헬멧 내부의 압력상승으로 두개골이 깨지거나 목뼈가 파손되는 것을 방지한다.

참고로 해먹식 내장재와 4점식 턱끈의 조합은 머리에 가해지는 충격이 가장 강하고 사망률도 눈에 띄게 높다는 사실이 충격 검증 실험으로 드러난 바 있다.

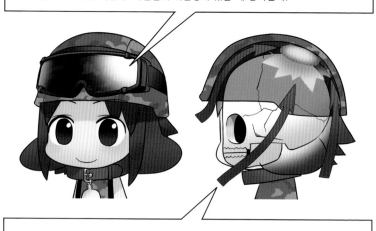

고글은 눈과 외부 사이에 공간을 만들어 폭발파의 양압력이 눈으로부터 두개골 내부로 침입하는 것을 막는다. 폭발물의 위험성이 있을 때 장착한다.

폭풍이 헬멧의 모서리로부터 침입, 두개골 정상부에서 응축되어 두개골을 압박한다. 이 때문에 틈새가 많은 해먹식에서 틈새가 적은 패드식으로 내장재가 변화하고 있다.

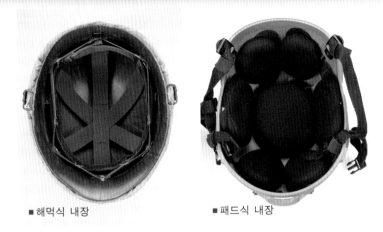

■해먹식 내장　　　　　　■패드식 내장

해먹식은 멜빵으로 외피가 떠오르듯 해 충격을 흡수하지만 이 틈새로 양압력이 침입해 두개를 파괴할 수 있다. 이 때문에 최근에는 쿠션 패드로 충격을 흡수하는 패드식으로 바뀌고 있다. 이 편이 틈새가 적어 양압력의 침입도 줄어든다.

◆ 아이웨어(내충격 선글라스/고글)

눈의 손상은 전투외상자(생존자)의 최대 10%에서 발생한다. 예를 들면 포탄이나 폭탄에 의해 발생하는, 지름 1mm도 채 안되는 작은 파편이 눈꺼풀을 관통해 안구에 침입, 안구를 손상시키는 경우도 적지 않다. 이런 사례에서는 피부에는 작은 상처밖에 안 보이며 각막손상같은 심한 외상도 겉보기에는 이상하게 느껴지지 않을 때가 많기 때문에 모르고 있다가 나중에 증상이 악화되며, 최악의 경우 안구를 적출해야 하거나 사망에 이르는 경우도 있다. 또한 유리의 파편은 X선 사진에도 비춰지지 않기 때문에 더더욱 위험하다. 피탄에 의해 분쇄된 방탄 플레이트의 세라믹이 자잘한 파편이 되어 얼굴이나 눈을 다치게 하는 경우도 잘 알려져 있다. 세라믹은 강철의 3배나 단단한 물질이기 때문에 파괴력도 크다.

이런 파편으로부터 눈을 지키기 위해 내충격성이 유리의 200배나 되는 높은 강도의 폴리카보네이트제 선글라스나 고글이 지급되고 있다(다만, 최근에는 날카로운 형태의 파편이 발생하면서 이런 고글같은 보호장구도 관통되는 사례가 보고되고 있다).

참고로 미군은 걸프전 당시에 방탄 고글을 지급한 바 있으나 더위로 인해 착용률이 낮은 것이 문제로 지적되었다. 이 때문에 군에서는 메이커와 함께 디자인성이 높은 내충격 선글라스를 개발, 영화배우들에게 입혀 이미지를 높이는 선전등을 실시하자 병사들이 알아서 이들 선글라스를 착용하게끔 되었다. 방어장비를 철저하게 착용하게 하려면 단순한 기능 이외의 요소도 잘 생각해야 한다.

폭풍 압력 그 자체가 눈으로부터 두개골 안쪽으로 침입해 뇌에 도달해 사망하는 사례도 있다. 따라서 폭발의 우려가 있는 상황에서는 반드시 고글을 착용해야 한다. 고글은 눈과 바깥의 사이에 공간을 만들어 폭풍 압력(양압력)의 충격을 완화하는 효과가 있다(일반 선글라스는 폭발파의 양압력에 대한 방어효과가 없다).

◆ 벨트 커터(절단기)

보다 안전하면서도 빠르게 옷을 자르기 위한 장비. 특히 총상은 전투복에 탄환 지름 정도의 작은 균열이 발생할 뿐이기 때문에 상처를 살펴보려면 재빨리 옷을 잘라야 할 필요가 있다.

지금까지 여기에 쓰기 위해 메딕 시저스(또는 OS시저)라 불리는, 끝이 굽은 가위가 사용되었지만 이 가위를 쓰다가 잘못해서 상처를 찌르는 경우가 지적되면서 "잡아당기는" 식의 벨트 커터를 지급하게 되었다.

당연한 이야기지만, 원래 벨트 커터는 자동차 안전벨트나 각종 멜빵을 자르는 것이며 이 용도로도 활용할 수 있다. 폭발이나 충돌의 충격에 의해 안전벨트 고정 장치가 변형되어 풀 수 없게 될 때에는 벨트에 대해 비스듬한 방향으로 절단한다. 또한 벨트가 끌려나오지 않도록 벨트의 버클 부분을 눌러가며 그 부분을 자른다(참고로 가위로 자를 때에는 최단거리인 수평 방향으로 자르는 편이 빠르다).

소총 멜빵이나 장비에 꿰매진 웨빙류(허리띠 고리등 천으로 된 각종 연결부)를 절단할 때에도 벨트 커터가 요긴하다. 현대의 장비는 멜빵(스트랩)종류 투성이라 신속하게 장비를 절단해 떼어 내야 할 경우가 많기 때문이다.

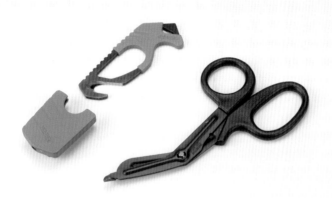

■벨트 커터와 메딕 시저스

개인용 휴대 구급품 키트 (의무낭) IFAK2

대량 출혈의 지혈은 1초를 다툴 정도로 빨리 해야 한다. 이 점은 미군(육군)의 개인휴대용 구급품 키트의 발전이 확실하게 보여준다. 현재의 미군 표준 구급품 키트(개인 의무낭)는 IFAK2(Individual First Aid Kit 2)이다.

IFAK2는 구급품을 수납하는 본체 파우치 1개와 지혈대 파우치 2개로 구성된다. 지혈대 파우치를 본체와는 별도로 두 개 준비하는 이유는 앞에서도 설명한 바 있다.

본체 파우치는 전투나 IED의 폭발에도 없어지지 않게 하기 위해 방탄 베스트의 등쪽에 장착한다. 등쪽은 방탄 베스트로 지켜지며 파손이나 분실의 가능성도 낮은 부분이다. 구급품 키트 (개인의무낭)를 대퇴부에 장착하는 경우도 많지만, 지뢰나 IED의 폭발시에는 다리의 피해가 큰 만큼 다리와 함께 구급품을 잃어버릴 가능성이 있다. 총격의 경우에도 최근에는 대퇴부와 골반이 노려지는 경우가 많아 마찬가지 위험성이 있다. 자신의 신체 일부와 함께 구급품까지 없어져 버리면 기껏 가지고 다닌 이유가 없지 않을까?※

파우치에서 꺼내는 방법도 간단하다. 달려있는 손잡이를 잡아당기면 된다. 게다가 좌우 어디에서도 구급품을 꺼낼 수 있게 설계되어 있다. 이전에는 버클이나 지퍼등이 달려있었지만 부상자는 버클조차 풀 힘도 없을 경우가 많고 지퍼는 쉽게 파손된다는 사실 때문에 지금의 방식이 되었다.

다음 페이지에서는 베트남 전쟁 이후의 미군 개인의무낭의 발전에 대해 실물의 사진과 함께 소개해 보자.

미군에서 최근에 IFAK2는 플레이트 캐리어의 뒷부분에 장착한다. 좌우 어디에서도 손잡이를 당기면 꺼낼 수 있기 때문이다.

※ : 미 해병대는 대퇴부에 구급품 키트(개인의무낭)를 착용하지만, 이것은 상륙작전등의 상황에서 바닷물에 젖을 가능성이 있을 때 몸에서 떼어내 방수처리를 쉽게 하려는 이유에서이다.

◆LC-2 퍼스트 에이드 키트(1974년~)

종래의 개인 의무낭들을 갱신하기 위해 1970년대 초기에 채용된 나일론제 신형 보병장비가 ALICE(All-Purpose Lightweight Individual Carrying Equipment)이며 그 일부로 1974년부터 LC-2 퍼스트 에이드 키트가 지급되었다. 이 키트는 97년에 ALICE장비가 후계장비(MOLLE)로 바뀐 다음에도 계속해서 사용되었다.

외상 처치용품과 개인위생 유지용품이 함께 수납되어 있다. 외상용으로는 4인치(약 10cm) 거즈 패드를 갖춘 긴급 압박 지혈용 붕대 2개, 일반 붕대 1롤, 안연고가 발라진 눈의 외상 보호용 붕대 1세트, 삼각건(세모꼴 천) 1세트가 들어 있다. 당시에는 긴급지혈용으로 접은 삼각건을 사용했다.

위생용품으로는 립 크림, 정수용 알약, 상비약등을 휴대하기 위한 필케이스(알약통)이 포함되었으며 이것들 전부가 작은 비닐 케이스에 수납되었다.

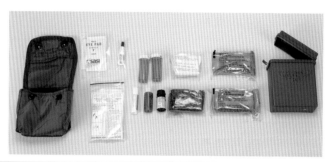

◆IFAK(2005년~)

9.11사태 이후 아프가니스탄 전쟁(2001년), 이라크 전쟁(2003년)을 거쳐 미군은 개인 휴대 구급품을 개선할 필요성을 뼈저리게 느끼고 2005년부터 Improved(개선형) 퍼스트 에이드 키트인 IFAK을 탄생시켰다.

내용품은 외상용만으로 한정되며 특히 팔다리로부터의 대량출혈에 대비한 전용의 응급처치

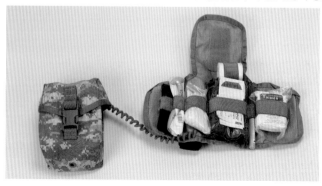

용 지혈대인 CAT이 장비에 포함된 것이 최대의 특징이다. CAT은 파우치의 덮개를 열면 곧바로 꺼낼 수 있는 위치에 수납되었다.

내복약(해열진통제, 항 염증 약제, 합성항균제등으로 구성된 Combat Wound Pill Pack)은 작전행동 개시 직전에 지급되므로 IFAK과는 별도로 휴대한다. 부상 직후에 이들 약약을 패키지로 복용하지만, 따로 휴대하면 어디에 수납됐는지 알 수 없게 되기 쉬운 만큼 후계 장비인 IFAK2에서는 파우치 안쪽에 별도의 수납 포켓이 설치되었다.

◆IFAK2(2013년~)

개인장비가 많은 현대전에서는 개인 휴대 구급품에 할당되는 용적과 무게가 엄격하게 제한된다. IFAK에서는 7.62mm 기관총용 링크 탄약띠 100발보다 소형 경량일 것이 요구되었지만, IFAK2에서는 5.56mm탄 링크 탄약띠 200발의 용적과 중량을 넘지 않도록 개인장비의 전체적 최적화를 추구해 개발되었다.

이라크와 아프가니스탄에서의 전투 교훈에 의해 부상당한 장병 한사람 당 지혈대가 평균 2.55세트 필요하다는 사실 때문에 지혈대 휴대량도 2개로 늘어났고 이를 분산휴대하는 것은 앞에서도 언급했다. 또한 방탄 플레이트의 보호면적이 작아지면서 관통성 흉부 외상의 증가에 대비하기 위한 구급품(체스트 씰)이 포함되도록 바뀌었다. 앞에 언급한 벨트 커터도 IFAK2부터 추가된 것이다.

내용물은 군용품의 '상비구급품', 그리고 전시에는 민간 유통품으로 보완되는 '전투시 지급품'으로 나뉘기 때문에 흔히 말하는 가성비도 향상되었다. 군인들이 착용하는 장비품 전체 안에서의 최적화(플레이트의 소형화로 인한 체스트 씰 추가등)를 이루는 외에도 가격면에서의 합리성도 추구된 셈이다.

줄여서 IFAK이라고 부르지만, 기존 제품과 달리 "Individual(개인용)" 퍼스트 에이드 키트의 약자가 되었다.

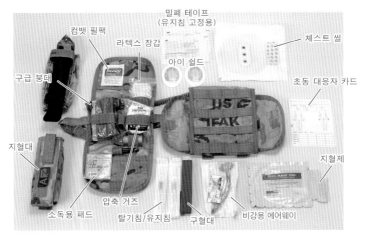

탈기침/유지침등을 사용하는, 즉 몸에 바늘을 꽂는 행위는 메딕(의무병)이 실시해야 하지만 부상자 각자가 쓸 것은 각자가 휴대해야 한다는 발상이기 때문에 개인용 키트에 포함되어 있다.

보병소대에서의 메딕과 CLS

●보병소대의 편제개념

오른쪽 일러스트는 미 육군 보병소대의 기본적 편제를 나타내는 것이다(현재 실제로 운용되는 편제가 아니라 장래구상을 나타내는 개념도).

미군의 편제는 의외로 단순하다. 최소 단위가 두 명의 병사로 짜여진다. 이것을 '투 맨 셀 (Two-man cell, 2인조)'라고 부른다. 이 투 맨 셀을 둘 합친 것이 소총팀(Rifle Team, RT)이며 최소의 전투단위이다. 이 RT를 둘 합친 다음 지휘관 한 명을 더해 9명으로 편성하는 분대(Squad)가 구성된다. 소총분대에 차량(승무원 3명: 단차장, 운전병, 기관총 사수)이 더해져 12명이 된다.

소대는 3개 분대에 소대장과 메딕을 포함하는 소대본부, 지원화기인 기관총을 운용하는 화력반이 추가되어 대략 30~40명 정도로 구성된다.

●메딕을 지원하고 보조하는 CLS

미군의 퍼스트 에이드(구급처치)는 장병 개인이 가진 개인용 구급품 IFAK, 분대용 구급품 (TFAK, Team First Aid Kit), 차량탑재 구급품(VFAK, Vehicle First Aid Kit)으로 구성된다. 이는 많은 나라의 군대들과 마찬가지이다.

미군의 분대용 구급품은 CLSK(Combat Life Saver Kit)로 불리며, 그 사용법을 제대로 훈련받은 컴뱃 라이프세이버(CLS)가 소총 팀(4명)에 최소 1명은 있다(따라서 CLSK도 소총 팀당 1개 지급).

CLS는 메딕(의무병)과 같은 전문의 보직이 아니라 일반 병사에게 훈련을 시켜 양성하게 된다. 예를 들어 보병이라면 보병에게 CLS능력이 부여된 것으로, 메딕처럼 전문적으로 구호와 치료에 동원되는 것이 아니다. 부상자가 발생하면 필요에 맞춰 분대의 구호원으로서 셀프 에이드나 버디 에이드를 보강해 메딕에게 인계한다. 이 책 서두의 만화에도 나와있듯 현대의 메딕은 전선에 직접 나설 일이 별로 없고, 후방의 부상자 집합소(CCP)에서 전문적인 응급처치를 실시한다. 전선의 구호능력을 높이고 부상자를 메딕까지 후송할 때 그 사이를 잇는 역할이 CLS가 할 일이다.

CLS는 전문적인 의료 종사자는 아니기 때문에 일반 병사와 CLS 사이에 눈에 띄는 기술 자체의 차이는 적은 편이다. 하지만 CLS를 양성하는 목적은 기술을 가르치는 것 그 자체가 아니다. CLS과정을 거치면서 모든 병사들이 배워야 할 퍼스트 에이드의 지식과 능력이 최신의 것으로 업데이트되고 표준화된다(과정은 한 번만 배우고 끝나는게 아니라 몇 차례나 반복된다. 또 부대 자체적으로도 교육이 실시된다). 이를 통해 부대 전체적인 구호능력을 크게 향상시키는데 의의가 있다.

CLS의 양성에 힘을 기울인 결과, 현재는 모든 전투요원의 절반 이상이 CLS과정 수료자이며 부대에 따라서는 인원의 90%이상이 수료자인 곳도 있을 정도이다. 교육을 받은 병사의 숫

미 육군 기계화 보병소대의 편제 (개념도)

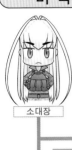

소대장

3개 소총분대에 소대본부와 기관총반등이 추가되어 1개 소대가 편성된다. 메딕(의료직종)은 소대에 1명이 있으며 최대 10명까지의 구명을 담당한다. 여기에 더해 CLS(컴뱃 라이프세이버)가 최소한 4명에 한 명(이 표에서는 두 명당 한 명)꼴로 배치되어 전선에서의 구호능력을 높이는데 도움을 준다. CLS는 보병(전투직종)이며 부상자가 발생하는 바로 그 단계에서 필요에 맞춰 구호를 실시한다.

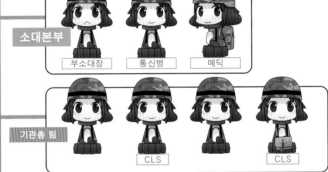

소대본부 / 부소대장 / 통신병 / 메딕

기관총 팀 / CLS / CLS

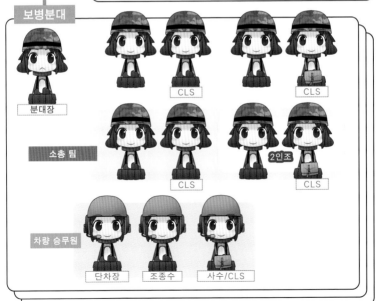

보병분대

분대장

소총 팀 / CLS / CLS / CLS / CLS / 2인조

차량 승무원 / 단차장 / 조종수 / 사수/CLS

자는 수료자보다 더 많으므로 미군의 퍼스트 에이드 능력은 매우 높은 셈이다. 이 책에서 해설된 구호 기술은 CLS과정을 기준으로 한 것이다.

●고도의 의료전문직이 된 메딕

메딕(의무병)은 보병 소대(보병 30~40명 정도)에 한 명꼴로 배치된다. 현대의 메딕은 고도의 전문적인 응급처치를 실시하는 것이 기대되므로 영화나 드라마에서처럼 탄이 빗발치는 최전선에서 부상자를 구하러 달려드는 일은 거의 벌어지지 않는다.

메딕을 지원하는 자는 병원 근무를 거쳐 일본에서 말하는 준간호사(우리나라의 응급구조사: 역자 주)가 되어 전장의 스트레스에 버틸 것, 작전행동을 이해할 것, 전장에서 생존이 가능할 것, 의사의 지시가 없어도 자신의 판단이 가능할 것– 등의 엄격한 적성검사와 시험을 거친 자들만이 야전에서 부대를 동행할 자격을 얻게 된다. 야전에 진출해서 전투복을 입는 것은 이들에게 명예이기도 하다.

메딕은 자신이 담당하는 소대 전원의 머리 색깔이나 문신, 알러지등의 병력(病歷), 초음파검사등의 일상적 검사결과등 소대원들의 신체상태까지 확실히 파악하고 있어야 한다. 이것은 평상시의 건강관리도 겸하는 것으로, 몸 상태의 기본을 파악하는 것으로 부상시의 변화를 쉽게 확인하려는 목적도 있다(이런 식으로 몸의 기본 상태를 기억하는 것은 한 사람이 1개 소대 정도가 한계라고도 한다). 메딕은 마법사가 아니다. 이렇게 평시부터 노력해야, 그리고 유사시에 CLS의 지원을 받아야 최대한 많은 인원을 살려낼 수 있다.

참고로 미군만큼 CLS양성이 이뤄지지 않은 나라들, 적어도 필자가 아는 한 독일군이나 남아프리카군, 요르단군 등에서는 전투원 15명에 대해 메딕 1명을 배치한다.

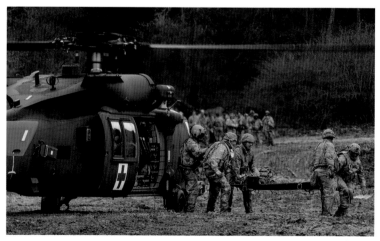

(사진: 미군)

부상자 구조를 위한 두 가지 접근법

•「Call-A-CAB-N-Go-Hot」

위험한 상황에서 부상자가 발생해 생명이 위기에 처했을 때, 즉시 해야 할 일들을 빈틈 없이, 적절하게, 중요한 것부터 순서대로 신속하게 실행하기 위해 미리 정해놓은 조치들을 누구라도 기억하기 쉽게 간추린 것이 "Call-A-CAB-N-Go-Hot(콜 어 캐빈 고 핫)"이다.

우리가 이해하기는 쉽지 않은 영어 표현인데, 해석하자면 "불러서(Call) 객실에(CAB-N: Cabin) 간다(Go)"라는 뜻의 말장난?이라 보면 된다(처음 고안될 당시에는 꼬리의 Hot이 없었다).

원래는 경찰이나 소방, 의료기관, 시민등의 연계를 위해 마련된 접근법이지만, 군대에서도 소총 분대 수준에서는 Call-A-CAB-N-Go-Hot으로 대처한다.

이 접근법은 치명적 외상부터 심원성 심정지까지 종합적으로 대처할 수 있게 되어있으며 폭넓은 사태에 대응할 수 있다. 아래에 이것이 어떤 흐름으로 작동되는지 살펴보자.

●Call : 주변에 알림

부상자가 발생한 것을 주변에 알린다. 수신호, 음성, 무선등을 이용해 부대 전원에게 무엇이 일어났는지, 어디에 위협이 있는지를 주지시킨다.

Call이 맨 처음에 오는 것은 전투중에는 부상자가 발생한 사실을 따로 알리지 않으면 알기 어렵기 때문이다. 중상자일수록 알아채기 어렵고, 시간이 지나 죽게 된다. 정보가 전달되지 않는다면 더더욱 중상자가 늘어날 것이다.

●A (Abolish threats before giving medical care) : 다양한 위협의 배제

구출/구조/구호를 실시하기 전에 2차 피해를 막을 목적으로 아래처럼 위협을 배제한다.

총격에 의한 위협: 적의 관측으로부터 가려지고 총탄도 막을 수 있는 엄폐물을 활용한다.

불필요한 구조에 수반되는 위협: 부상자의 발생은 그 곳에 위협이 존재한다는 뜻이기도 하다. 좀 떨어진 장소에서 부상자를 평가하고 어떻게 해야 할지 판단한다.

성급하게 이뤄지는 구조활동이나 불필요한 구조(여러 사람이 각자 멋대로 행동한다)등은 소모를 오히려 늘릴수도 있다.

추가적인 총격을 유발할 위협: 부상자를 구출하기 위한 아군의 엄호사격 수준이나 엄폐물의 이용같은 행동의 효과가 구출의 위험부담을 극복할 수준이 아니라면 부상자에게 접근해서는 안된다.

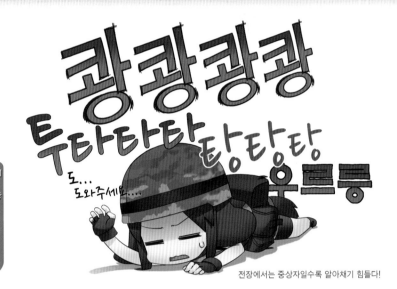

전장에서는 중상자일수록 알아채기 힘들다!

2차 폭발의 위협: 폭발은 한번으로 끝난다는 보장이 없다. 주변의 수상한 상자나 가방, 차량 등을 조사한다.

부상자로부터의 감염 위협: 감염 방지를 위해 고글, 마스크, 장갑등 개인 방호용품을 적절하게 착용한다.

위험물에 의한 위협: 생물학-화학 작용제나 방사성 물질등에 의한 오염으로부터의 방호.

애꿎은 사람들에 의한 위협: 조심하지 않고 섣불리 시빌리언 에이드(민간인에 대한 구호)를 제공하면 안된다. 전투에 휘말린 민간인이라도 아군에게 완전히 해가 없다고 판단될 때 까지는 위험인물로 취급해야 한다. 명령에 따르지 않거나 난폭하게 굴 경우 수갑으로 구속해야 할 때도 있다.

무기에 의한 위협: 발견된 무기나 폭발물이 충격으로 오발-폭발을 일으킬지도 모르고, 나이프 등이 위험한 상태일 수도 있으니 주의깊게 관찰해야 한다.

부상자의 무기에 의한 위협: 부상당한 병사가 쇼크 상태에 빠졌거나 쇼크 상태로 진전될 우려가 있다면 구급처치를 실시하게 전에 부상자의 무기 모두를 제거해야 한다. 또한 혼란에 빠진 병사가 실수로 아군을 공격할 수도 있다(사람은 중상을 입을수록 생존본능에 의해 공격적이 되기 쉽다).

회수무기에 의한 위협: 부상당한 대원의 것이든, 적이나 범죄자로부터 노획한 무기이건, 원 관리자의 손을 떠난 무기는 확실히 발사 불능 상태로 둘 것.

불완전한 검색에 의한 위협: 흉기 검색을 한 사실이 확인되지 않은 부상자는 '위협이 배제되지 않은 인원'으로 취급하여 확실하게 검색이 끝날 때 까지 구급처치를 시작하면 안된다.

검색이 곤란해서 생기는 위협: 적 포로/범죄자를 구속했어도 안심하지 말고 은닉된 무기, 특히 검색이 곤란한 여성의 사타구니나 흉부등에 은닉된 무기를 경계해 금속탐지기등으로 확실히 검색한다.

군중에 의한 위협: 테러리스트나 범죄자는 군중에 섞여 도망가려 한다. 변장할 경우도 결코 드물지 않다. 수상한 인물이 주변에 있으면 경계를 게을리하지 않고, 감시-보고를 계속한다.

IED나 은닉된 무기에 의한 위협: 움직이지 못하고 말도 할 수 없는 부상자나 시체에 폭발물을 설치할 경우가 있다. 또 테러리스트나 범죄자가 부상자로 가장해 주사바늘이나 면도칼, 열쇠나 펜 등의 예리한 물체, 폭발물등을 감추고 접근할 수도 있다.

●CAB(Circulation, followed by Airway and Breathing) : **혈액순환, 기도, 호흡**
순환의 상태는 맥박, 피부, 그리고 호흡으로 평가한다. 기도는 부상자의 목소리, 숨소리등을 주의깊게 듣고 평가한다. 말할 수 있다면 기도는 열린 것이다. 의식은 있어도 말을 할 수 없는 부상자는 심각한 기도폐색(기도가 막힌) 상태일 가능성이 높다. 의식이 없을 때 그르렁거리는 소리나 코고는 듯한 소리, 부글거리는 소리등이 숨소리에 섞여있다면 기도가 폐색된 것이다. 심각할 경우 숨소리 자체가 점점 약해지다 멎는다.

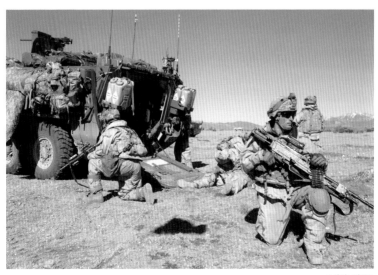

(사진: 미군)

전투소모 발생시의 전력배분 (사례 1)

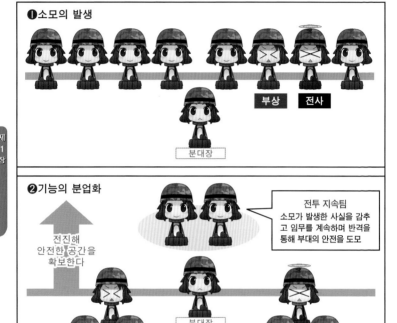

❶소모의 발생

부상　전사

분대장

❷기능의 분업화

전투 지속팀
소모가 발생한 사실을 감추고 임무를 계속하며 반격을 통해 부대의 안전을 도모

전진해
안전한 공간을
확보한다

분대장

구출-구조-응급처치 팀
응급처치, 탄약회수, 부상자
후송

전사자 대응팀
전사자의 무기와 탄약 회수및
재분배, 유해 안치

「Call(환자 발견 보고)」가 들어오면 부대는 별도 명령이 없을 경우 기능에 따라 전투를 지속하는 팀, 구출-구조-응급처치를 담당하는 팀, 전사자를 처리하는 팀의 셋으로 나뉘어 행동한다. 적이 아군의 부상자가 발생했다는 사실을 알면 공격을 더욱 거세게 가하는 만큼, 전투를 계속하는 팀은 곧바로 반격해 상대를 제압하고 부상자가 생겼다는 사실을 감춘다. 또한 전진해서 반격을 가하는 것은 추가로 안전지대를 만드는 효과도 있다. 구출-구조-응급처치를 실시하는 팀은 들것을 든 외부 후송팀에게 부상자를 인계한 뒤 전투에 복귀한다. 전사자 처리팀은 전사자로부터 방탄 베스트나 벨트등을 벗겨낸다(이렇게 해야 전사자라는 사실을 쉽게 파악할 수 있기 때문에 「사망자의 싸인」이라고도 한다. 무기와 탄약도 회수한 뒤 유해를 안치한 뒤 전투에 복귀한다.
참고로 전사자에게 벗겨낸 방탄복은 부상자에게 입혀 방어력을 높이고 전사자와 부상자에게서 회수한 탄약과 무기도 분대 내에서 재분배한다.

●N(Neurologic status check):신경계 점검

신경계 장애의 여부를 신속하게 판단한다. 부상자의 의식이 있는 경우는 의식 수준을, 사지의 감각과 운동능력을 평가해 척추 손상의 가능성이 없는지 체크한다. 의식이 없으면 동공을 관찰한다.

●Go(Go to the appropriate advanced medical facility):적절한 상위 의료기관으로 후송

현장에서 가능한 일에는 한계가 있고, 시간이 지날수록 부상자가 목숨을 건질 가능성이 떨어진다. 현장에서는 필요 최소한의 평가와 안정화 처치만 하고, 적절한 상위 의료기관으로 빠르게 이동시켜야 한다.

●Hot:보온

저체온은 지혈을 위해 중요한 작용을 하는 혈소판기능을 저하시킨다. 외상에 의해 사망한 부상자의 80%가까운 숫자가 체온이 34도 가까이 떨어졌다는 보고가 있다.

출혈에 의해 다량의 혈액을 잃으면 온도 유지능력이 떨어져 체온이 빠르게 떨어진다. 한번 식은 몸을 덥히려면 상당한 노력이 필요하므로 부상 직후부터 체온이 떨어지지 않도록 보온에 힘을 기울여야 한다.

●「SAFE-MARCHe」

Call-A-CAB-N-Go-Hot이 경찰이나 시민 차원에서 발생한 것인 반면, 군대에서의 운용을 전제로 한 접근법이 SAFE-MARCHe(세이프 마르쉐)이다. 앞에서 언급한대로 분대 차원에서는 Call-A-CAB-N-Go-Hot 접근법을 사용하지만, SAFE-MARCHe는 소대 차원에서 사용한다. 즉 "부상자가 발생한 분대에 소대장이 다른 분대와 메딕을 동원해 전력을 유지하고 부상자를 구호한다"는 것으로, 어느 정도 거시적인 관점에 기초한 것이다. 그 차이를 의식하면서 다음 페이지의 만화를 보시면 좋을 것이다.

SAFE-MARCHe 의 흐름

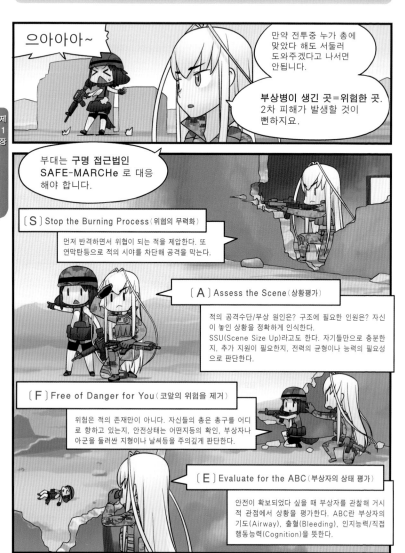

으아아아~

만약 전투중 누가 총에 맞았다 해도 서둘러 도와주겠다고 나서면 안됩니다.

부상병이 생긴 곳=위험한 곳. 2차 피해가 발생할 것이 뻔하지요.

부대는 **구명 접근법인** SAFE-MARCHe 로 대응해야 합니다.

〔S〕Stop the Burning Process (위협의 무력화)

먼저 반격하면서 위협이 되는 적을 제압한다. 또 연막탄등으로 적의 시야를 차단해 공격을 막는다.

〔A〕Assess the Scene (상황평가)

적의 공격수단/부상 원인은? 구조에 필요한 인원은? 자신이 놓인 상황을 정확하게 인식한다. SSU(Scene Size Up)라고도 한다. 자기들만으로 충분한지, 추가 지원이 필요한지, 전력의 균형이나 능력의 필요성으로 판단한다.

〔F〕Free of Danger for You (코앞의 위험을 제거)

위험은 적의 존재만이 아니다. 자신들의 총은 총구를 어디로 향하고 있는지, 안전상태는 어떤지등의 확인, 부상자나 아군을 둘러싼 지형이나 날씨등을 주의깊게 판단한다.

〔E〕Evaluate for the ABC (부상자의 상태 평가)

안전이 확보되었다 싶을 때 부상자를 관찰해 거시적 관점에서 상황을 평가한다. ABC란 부상자의 기도(Airway), 출혈(Bleeding), 인지능력/직접 행동능력(Cognition)을 뜻한다.

SAFE가 충족되면 MARCHe로 옮겨갑니다.

〔M〕Massive Bleeding Control (대량출혈의 제어)

대량출혈이 있다면 지혈을 가장 먼저 한다.

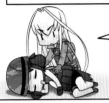

〔A〕Airway (기도의 재평가와 확보)

기도가 확보되어 있는지, 이상은 없는지 점검. 의식이 없을 때는 혀(혀뿌리)가 목 뒤로 가라앉아 기도를 막는 경우가 있다. 그림에서는 호루라기를 사용해 기도 개통 상태를 파악한다.

〔R〕Respiration (호흡의 관리)

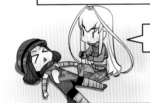

호흡의 깊이나 속도등에서 이상의 유무를 평가한다. 몸의 표면에 외상이 없어도 복합골절이나 내장손상등으로 체내에서 출혈이 벌어지면 호흡이 얕고 빨라진다.

〔C〕Circulation (순환의 관리)

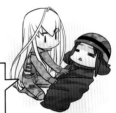

혈액의 순환상태를 평가해 필요한 처치를 실시한다. 일러스트는 손발을 묶어서 혈액을 체간부에 집중시켜 순환혈액량을 일시적으로 보완하는 방법(자기 수혈)을 묘사한다.

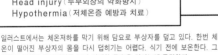

〔H〕Hypotension (저혈압 예방과 치료)
　　 Hypoxia (저산소증 예방과 치료)
　　 Head injury (두부외상의 악화방지)
　　 Hypothermia (저체온증 예방과 치료)

일러스트에서는 체온저하를 막기 위해 담요로 부상자를 덮고 있다. 한번 체온이 떨어진 부상자의 몸을 다시 덥히기는 어렵다. 식기 전에 보온한다. 그 외에도 메딕의 응급처치를 도와 최대한 목숨을 건지는데 주력한다.

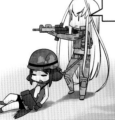

〔e〕Evacuation & Everything (후송 및 기타 필요한 것 전부)

일러스트에 묘사된 견인식 운반법이면 양손을 반격에 활용할 수 있다.

마지막 「e」가 소문자인 것은 「Everything (가능한 모든 수단)」이 SAFE-MARCHe의 전반에 관련되는 것이기 때문입니다.
각자 「가능한 것을 생각해 내라」는 것이죠.

•SAFE-MARCHe의 실시

앞 페이지의 만화로 어떤 것인지 대략 느낌을 잡았다면, 여기서부터는 Call-A-CAB-N-Go-Hot과의 차이를 중심으로 SAFE-MARCHe의 각 단계를 추가적으로 해설해 보자.

●S(Stop the Burning Process) : 위협의 무력화

Call-A-CAB-N-Go-Hot의 'A'와 같지만, 여기에서 말하는 무력화는 그 규모가 상당히 크다. 다른 분대로부터의 엄호사격이나 포병에 대한 화력요청, 공군에 대한 근접항공지원 요청까지 포함된다.

●A(Assess the Scene) : 상황평가

임무수행과 구명의 두 가지 목표에 대처하기 위해 자신들만으로 대처 가능한지, 상급부대에 도움을 요청할 필요가 있는지, 급한지, 오염되었는지- 등, 동원 인원이나 부대, 장비등의 규모를 조정한다.

●F(Free of Danger for You) : 자신에게 닥친 위협의 제거

Call-A-CAB-N-Go-Hot의 A와 마찬가지로 부대나 병사 각자의 안전확보, 무기의 안전화(총에서 탄창을 빼고 약실을 비우는 등의 행동)등이다.

●E(Evaluate for the CAB) : 생리적 평가의 개시

CAB란 Call-A-CAB-N-Go-Hot의 CAB(혈액순환, 기도, 호흡)과 달리 Cognition(인지능력), Airway(기도), Bleeding(출혈)이다.
또한 SAFE-MARCHe에서는 소대장/메딕은 100m이상 떨어진 안전한 장소에서 평가를 실시한다.

Cognition(인지능력): 부상자 본인이 인식 및 상황 판단이 가능한 인지능력을 지니고 있는지, 또 직접 행동이 가능한지를 판단한다. 간단히 말해 말을 걸면 반응할 수 있는지 어떤지를 확인하는 것이다. 뒤에 서술할 AVPU법(153페이지 참조)에서 부상자를 분류하는 포인트이기도 하다.

Airway(기도): 원거리에서 가슴의 위아래나 입의 상태등으로 평가한다.

Bleeding(출혈): 원거리에서 지혈대가 장착되어 있는지의 여부, 옷에 스며든 피의 상태등을 보고 평가한다.

이상으로 SAFE가 달성됐다면 MARCHe로 이행한다.
사실 내용은 Call-A-CAB-N-Go-Hot과 겹치는 부분도 많으나 분대 차원의 처치가 본인이나 동료 사이 혹은 CLS에 의한 것인 반면 이 단계에서는 필요에 맞춰 메딕에 의한 응급처치가 실시된다고 생각하면 된다.

● M (Massive Bleeding Control) : 대량출혈의 제어

● A (Airway) : 기도의 재평가와 확보

● R (Respiration) : 호흡의 관리

● C (Circulation) : 순환의 관리

● H (Hypotension) : 저혈압 예방과 치료
　（Hypoxia） : 저산소증 예방과 치료
　（Head injury） : 두부외상의 악화방지
　（Hypothermia） : 저체온증 예방과 치료

● 응급처치가 아니라 전투력 관리

Call-A-CAB-N-Go-Hot이나 SAFE-MARCHe를 보면 이것이 '응급처치'가 아니라 '전투력관리'라는 측면도 가지고 있다는 사실을 깨달을 수 있을 것이다. 전투 구호라는 것은 그저 부상자를 도와주는 것 뿐이 아니라 원래 수행해야 할 임무도 달성한다는 두 가지 목표를 추구하는 것으로, 어느쪽 접근법도 이런 배경을 느낄 수 있게 해 준다.

사실 미군은 2010년대에 한때나마 퍼스트에이드(응급처치) 훈련을 Survival and Sustain(생존과 전투력 유지)로 부른 적이 있다. 2015년 이후에는 퍼스트에이드로 명칭을 바꿨지만 "부상자 중 누구를 후송할지, 누가 이를 결정할지"라는 점은 늘 과제로 남아있다. 이 과제를 해결하는 것은 전투외상에 대해 높은 지식을 쌓고 퍼스트에이드 훈련을 철저하게 실시하는 것이다. 전투외상을 보다 자세히 알면 알수록 어느 정도의 중상이 어느 정도의 시간여유가 있는지 알 수 있으므로 지금은 전투를 우선할지, 일단 물러나 전투태세를 재정비해야 할지 결단할 수 있기 때문이다.

또한 개인 수준에서 응급처치법의 경험을 쌓는 것은 전력 유지에 효과를 발휘한다. 개인이나 분대 안에서 어느 정도의 생명 유지가 가능하다면 후송되는 인원을 줄일 수 있어 그만큼 차출되는 인원도 최소한으로 줄일 수 있기 때문이다.

폭상

폭발에 의해 발생하는 외상을 '폭상'이라고 한다.

주의할 것은 총상의 경우 피부의 파손을 동반하는 손상이 반드시 있는 반면, 폭상은 피부의 파손이 없는 경우도 있다. 간단하게 말해 폭발에 의한 외상을 입어도 외부에서 보이는 상처가 없을 수도 있고, 외부와 내부의 파손이 동시에 진행될 수도 있다. 몸의 표면에 대량의 출혈이 보이지 않아도 몸 안에 발생한 상처가 더욱 치명적일 뿐 아니라 발견되기 어려울 수도 있다는 사실에 주의하지 않으면 안된다.

폭굉과 폭연

폭발(explosion)이란 폭약-화약(액체 혹은 고체)이 연소하면서 급격하게 팽창해 대량의 열과 가스를 방출하는 화학반응이다. 연소에 의한 폭발은 팽창속도(불꽃의 전파속도)가 어느 정도냐에 따라 폭굉(爆轟:detonation)과 폭연(爆燃:deflagation)으로 구분된다.

이 두 가지의 다른 폭발 형태에 따라 인체에 대해 가해지는 영향도 크게 달라지기 때문에 독자 여러분도 잘 이해했으면 한다.

'폭굉'이란 폭약(High explosives)에 의해 발생하는 고온(섭씨 3,000도 이상)으로, 이 때의 폭발 속도는 3,000~9,000m/s로 음속(340m/s)보다 엄청나게 빠르다. 충격파(쇼크웨이브)가 발생하며 수백미터에서 수km의 범위에 막대한 피해를 입힌다(우리나라의 경우 폭굉이 발생하는 맹성화약류(폭약)는 1,000m/s 이상의 폭속을 가지며 1,000m/s 미만의 폭속은 완성화약류(화약)라 한다: 정진만, 2018, 『폭발물 대응실무』).

'폭연'이란 화약(low explosives)에 의해 발상하는 것으로, 반응속도(공기와의 연소속도)는 폭굉에 비해 상당히 늦다. 음속을 넘는다 해도 충격파는 발생하지 않는다. 충격파를 수반하지 않기 때문에 피해는 비교적 가볍고 범위도 좁다. 당연하지만 인체에 대한 파손 정도도 폭연에 비해 폭굉쪽이 훨씬 크고 심각하다.

참고로 폭연은 때때로 폭굉으로 악화되기도 한다. 이 현상을 DDT: Deflagration to Detonation Transition)이라고도 한다.

제1장
전장과 의료

62

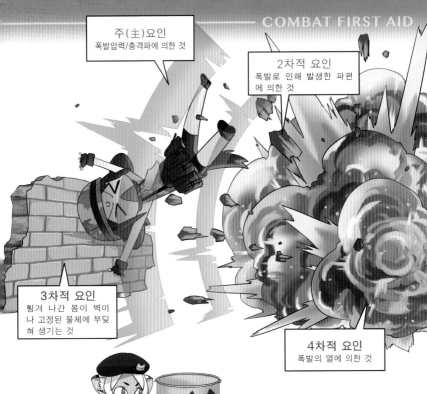

주(主)요인
폭발압력/충격파에 의한 것

2차적 요인
폭발로 인해 발생한 파편에 의한 것

3차적 요인
튕겨 나간 몸이 벽이나 고정된 물체에 부딪혀 생기는 것

4차적 요인
폭발의 열에 의한 것

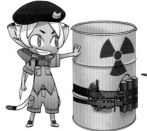

5차적 요인
폭발에 의해 흩어진 생물/화학약품, 방사성 물질에 의한 오염에 의한 것(더티 밤)

Primary 주 요인	폭풍이나 충격파에 의한 직접적인 것. 폭발압력이 신체의 조직에 직접 영향을 끼쳐 발생한다. 폭풍이나 충격파가 영향을 미치는 것은 공기를 내포한 장기들이다. 몸 겉에서만 봐서는 위급성이나 부상의 심각성을 정확히 판단할 수 없다.
Secondary 2차적 요인	포탄의 파편, 폭발물이 담긴 용기의 파편, 건물 파편등 폭발에 의해 날아드는 다양한 물체에 의한 것. 헬멧이나 방탄 베스트에 의한 방어가 효력을 발휘한다.
Tertiary 3차적 요인	폭풍에 의해 몸이 튕겨나가 지면이나 벽면, 그 외의 고정물들에 충돌하면서 생기는 것. 자동차 사고에 의한 차외 방출이나 높은 곳에서의 추락과 거의 같은 부상을 입게 된다. 또한 주 요인, 2차적 요인, 4차적 요인 이외의 것을 포함한다.
Quaternary 4차적 요인	폭발에 수반하는 고열(3,000~7,000°C), 발생하는 화염이나 고온의 증기, 또는 유독성 분진, 연기등에 의한 것. 열상에 대한 대처가 늦어서 생기는 감염증도 포함된다.
Quinary 5차적 요인	폭발에 의해 흩어지는 화학 작용제, 생물학 작용제, 방사성 물질에 의한 오염(흔히 말하는 더티 밤에 의한 것). 최근의 테러 대책에서 주목받고 있다. 감염자 자신이 오염원이 되는 자살폭탄도 포함한다.

폭상의 5 분류

폭상은 5종류로 분류되며 각각 일본에서는 '1차 손상, 2차 손상…' 혹은 '제1 단계, 제2 단계
…'라고 번역되는 경우가 많다. 하지만 영어에서는 'Primary, Secondary…'로 불리며, 본래
의 의미와 기존의 번역 사이에 괴리가 느껴진다. 그래서 이 책에서는 원어에 기초한 번역으로
그 분류를 소개할까 한다.
폭상에 의해 부상을 입는 이유는 아래의 5가지 요인으로 요약된다(The result of five
factors).

◆Primary / 주 요인: 폭풍이나 폭발시의 압력, 충격파 등 직접적인 에너지에 의해 발생하는
것.
이것은 폭굉과 함께 반드시 발생하는 손상이지만 겉에서 보기에는 확인이 어려운 것이 특징
이다(참고로 폭연 상황에서는 발생하지 않는다). 폭발 압력이나 충격파가 영향을 끼치는 것
은 공기가 들어있는 장기들이다. 즉 폐나 소화기, 귀 등이 영향을 받게 된다.
특히 폐의 손상은 치사율이 높고, 폭상이 발생하면 반드시 의심해야 한다. 기흉(135페이지
참조), 폐의 출혈, 폐포 파열, 폐수종등이 발생한다. 폐포가 파열하면 산소가 뇌로 보내질 수
없기 때문에 호흡을 해도 머리가 돌지 않고 의식이 희미한 상태가 되어버린다. 또한 폐수종은
심각해지면 호흡부전에 빠지게 된다.
다음으로 소화기관 손상은 위나 장의 경미한 좌상부터 파열까지 다양한 증상을 보이게 된다.
청각기관에서는 고막의 파열이 일어나기 쉽다. 참고로 이전에는 고막의 손상이 장기손상과
관련성이 있는(함께 발생하는) 것으로 여겨져 고막을 체크해 장기 손상의 유무를 확인하곤
했으나 현재에는 그 관련성이 부정되고 있다.
폭풍이나 충격파에 대해 헬멧이나 방탄 베스트등에 의한 방어효과는 거의 없다. 착용한 편이
오히려 상태를 악화시킬수도 있다는 연구결과도 있을 정도이다.
앞에서도 언급했듯 몸 표면을 관찰하는 것 만으로는 중증도나 심각성을 올바로 판단할 수 없
다는 점을 주의해야만 한다. 또한 시간이 지나면서 증상이 발생 할 수도 있으므로 48시간 동
안 경과를 살펴볼 필요가 있다. 그 어느것도 퍼스트 리스폰더, 즉 초동대응자가 대처할 수준
이 아니다. 얼핏 무사해 보여도 1초라도 빨리 설비가 갖춰진 의료시설에 옮겨 전문 의료종사
자에게 맡긴 다음 X선등으로 진단을 받아야만 한다.
폭상에 의한 사망원인 중 즉사는 아니더라도 사망 비율이 매우 높은 것인 폭상폐(폭발에 의
한 폐 부상)은 X선 촬영으로 발견 가능하다. 폐수종도 초음파 검사로 발견 가능하므로 최대
한 빨리 메딕에게 검사받아야 한다.

◆Secondary / 2차적 요인: 폭발시에 발생하는 파편, 혹은 폭발 그 자체나 폭발 직후의 역
류로 인해 날아드는 다양한 물체들에 의한 것(감수자 주: 폭발과 함께 발행하는 압력은 양압,
폭발 후 반대로 가해지는 압력은 음압).
포탄이나 폭발물 용기의 파편, 폭풍에 의해 튕겨나가는 다양한 물체들에 의한 것으로, 많은
사람들이 생각하는 '폭탄에 의한 부상'이라 할 수 있다. 흔히 말하는 파편효과에 의한 손상(프
래그먼트 부상)이다. 헬멧이나 방탄 베스트에 의한 방어가 여기에 효과를 발휘할 것은 말할

필요도 없다.

2013년의 보스턴 마라톤 폭탄 테러사건에서는 시판의 불꽃놀이용 폭죽으로부터 긁어 모은 흑색화약 1,440g이 사용되었다. 폭굉은 발생하지 않았지만 용기로 사용된 압력밥솥에 의해 화약의 반응이 극도로 증폭된데다 내부에 철제 볼베어링이 수없이 들어있었기 때문에 2차적 요인에 의한 파괴력이 매우 높았다(사망 3명, 부상자 264명, 그 중 하지 절단 14명).

2차적 요인은 관통성 손상(몸이 실제로 찢기거나 뚫리는 손상)과 둔적손상(물체가 충돌하여 생기는 손상)의 두 가지가 동반된다. 폭발에 의해 생기는 파편은 초속 약 4,000m/s에 달하는 경우도 있다. 이는 소총탄의 4배 이상이다. 같은 질량이라고 가정하면 운동에너지는 16배에 달한다. 2차적 요인에 의한 부상도 역시나 매우 중대하게 생각해야만 한다.

◆Tertiary / 3차적 요인: 폭풍에 의해 몸이 날아가면서 지면이나 벽면, 그 외의 고정물에 충돌하여 발생하는 것.

이로 인해 발생하는 충격은 교통사고가 날 때 차 밖으로 튕겨나가거나 높은 곳에서 떨어지는 것과 거의 같은 수준의 부상을 낳는다. 즉 근육, 뼈, 장기의 손상이 벌어진다. 손상의 정도는 당연하지만 충돌장소의 환경에 따라 다르다.

건조물이나 차량등의 폐쇄공간에서 벌어지는 폭발은 구조물의 붕괴나 파괴에 의해 실외보다 치사율이 높아진다(사상자 수 30명 이상의 사례에서는, 4명 중 한 명이 건물의 붕괴등으로 즉사한다. 실외에서의 사망률은 25명중 한 명 꼴인데 반해, 실내에서는 12명 중 1명 꼴로 사망률이 높아진다).

참고로 주 요인(폭풍압, 충격파)/2차적 요인(비산물)/4차적 요인(열)에 의한 것 이외의 사지 절단이나 관통, 타박상등도 3차적 요인에 포함된다.

◆Quaternary / 4차적 요인: 폭발에 수반하는 열(섭씨 3,000~7,000도), 폭발로 발생하는 불덩어리나 고온의 증기, 혹은 유독성 먼지, 연기등에 의한 것.

몸 표면의 화상이나 흡입에 의한 기도 화상, 호흡기의 손상등을 초래한다. 폭발시에 밀폐공간에 있었을 때나 천식, 폐기종등의 폐질환 이력이 있을 경우에는 보다 심각해진다. 또 화상에 대한 대처가 늦어질 경우 감염증이 발생되는 것도 4차적 요인에 포함된다.

인체는 표면적의 30%이상에 화상을 입으면 죽음에 이를 가능성이 급격히 높아진다. 화상을 입은 부위(겁게 탄화된 곳이나 물집이 잡혀있는 곳)의 면적을 측정하면 의료종사자가 대응할 때 훨씬 편해진다. 눈대중으로 부상자 본인의 손가락을 포함한 손바닥의 면적이 몸 표면적의 1%와 거의 같다.

◆Quinary / 5차적 요인: 폭발에 의해 흩날리는 화학작용제, 생물학 작용제, 방사성 물질에 의한 오염(흔히 말하는 더티 밤).

흩날리는 오염물질을 들이마시면 발열, 비정상적인 발한(땀흘림), 혈압저하, 조직액의 밸런스 이상등을 유발하는 생물/화학병기를 사용한 폭탄은 최근의 테러 대책 분야에서 경계의 대상이 되고 있다. 또한 HIV나 B형 간염등의 감염자 자신을 오염원으로 삼은 자살폭탄이 터져 생기는 감염증 확대도 5차적 요인에 포함될 수 있다.

● 일본에서도 벌어질 수 있다

일본은 총기의 소지에 대해서는 세계적으로 흔치 않을 정도로 규제가 엄격하다. 또한 자동소총처럼 살상력이 높은 총기를 남몰래 제조하는 것도 어렵기 때문에 총격/난사 사건이 발생할 가능성은 외국에 비해 낮다. 반면 폭발물은 중학생 정도의 화학 지식이 있으면 제조가 가능하므로 과거 일본에서도 비료등의 합법적 화학약품을 이용해 다이너마이트 700개와 맞먹는 폭발물을 만들어 세상을 놀라게 한 폭파 테러사건이 일어났다는 사실을 잊어서는 안된다.

폭상의 메카니즘

◆ Primary (주 요인)에 의한 폭상

폭상의 5분류를 살펴봤지만, 그에 이어 폭상이 벌어지는 메카니즘이라는 관점에서 대표적인 폭상의 예를 네 가지 설명해볼까 한다.

폭발(폭굉)에 휘말리면 마치 암반이 파괴될 때 파편이 떨어져 나가는 것과 같은 파편박리현상(spalling)이 몸 안에서도 벌어져 신체 조직이 내부에서 파괴된다. 인체에서의 파편박리현상은 충격파가 신체 조직으로부터 액체, 신체 조직으로부터 기체등 밀도가 다른 부위를 통과할 때 발생하며 미세하면서도 심각한 부상을 형성한다. 그 대표적인 사례가 폭상폐나 장관(腸管) 손상이다.

◆ 폐폭상(Blast Lung)

폐는 심장 다음으로 중요한 장기이므로 폐폭상은 치사율이 매우 높으며 즉사를 제외하면 폭상을 입었을 때의 사인으로는 최고이다. 이스라엘에서 2000년 9월부터 2001년 12월 사이에 발생한 폭탄 테러에서는 부상자의 약 31%가 폐폭상을 입었다.

폐폭상이란 충격파가 산소-폐포-혈액 각각의 경계면을 통과할 때 발생하며 모세혈관의 박리, 세포의 손상, 공기 색전증을 유발한다. 폭발에 휘말린 부상자는 눈에 띄는 외상이 없으나 호흡곤란, 각혈(객출혈), 기침, 흉부 통증등의 증상을 보인다. 임상적으로는 무호흡/서맥(맥박이 늦어진다)/혈압저하의 3대 특징이 보인다.

좁은 공간에서는 치사율이 높고, 실외 7%에 대해 차량내나 실내에서는 42%로 6배나 높아진다. 앞서 언급한대로 초동대응자가 할 수 있는 일이 없기 때문에 한시라도 빨리 시설이 갖춰진 의료시설에서 검사와 치료를 받아야 한다.

◆ 중추신경손상

폭발이 뇌에 미치는 영향도 매우 크다. 직접 타격을 받지 않아도 뇌진탕이 발생하며 경미 외상성 뇌손상(MTBI)를 초래한다.

부상자는 두통, 피로감, 집중력저하, 권태감, 우울, 불안, 불면이나 전신증상을 호소하며, PTSD와 구별하지 못할 때가 있다. 부상 직후의 상태가 가벼울 때에는 놓치기 쉽지만, 인지장애나 인격변화등 중대한 후유증으로 연결되기 쉽다.

◆Secondary (2차적 요인) 이하에 의한 폭상

◆사지손상

폭상 전반에 공통적인 특징으로는 뼈를 따라 폭발의 열이 체간부에 급격히 전달되므로 바깥보다도 내부의 손상이 심하다. 치료를 위해 하나 위쪽의 관절부터 절단해야 할 때도 있다.

예를 들어 대인지뢰를 밟아 날아간 부위(많은 경우는 발등쯤이나 발꿈치 정도가 폭발로 떨어져 나간다)부터 체간쪽의 무릎 부근까지, 몸 안쪽에서 뼈로부터 체조직이 벗겨져 나가는 듯한 손상을 입는 경우가 있다.

◆눈 손상

생존자의 최대 10%에서 눈 손상이 발생한다. 1 입방mm도 안되는 작은 파편이 눈꺼풀을 뚫고 안구 속으로 침입한다. 피부의 위에서는 작은 상처밖에 안 보이며, 또 각막을 관통해도 초기에는 아주 가벼운 위화감밖에 없을 경우가 있어 부상을 놓치기 쉽다.

내충격성이 높은 폴리카보네이트제 선글라스나 고글에 의해 방어는 가능하지만, 최근에는 파편이 이들 방어장비까지 관통한 사례도 보고되고 있다.

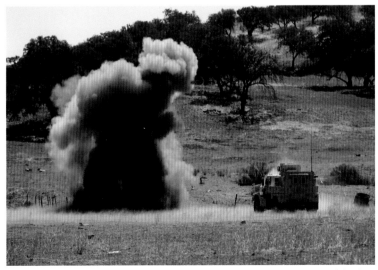

(사진: 미군)

응급처치 실시의 법적 책임

국내의 경우 응급의료에 관한 법률(약칭 : 응급의료법)을 통해 응급처치에 관한 책임을 면제하고 있다.

법조문

제5조의2(선의의 응급의료에 대한 면책) 생명이 위급한 응급환자에게 다음 각 호의 어느 하나에 해당하는 응급의료 또는 응급처치를 제공하여 발생한 재산상 손해와 사상(死傷)에 대하여 고의 또는 중대한 과실이 없는 경우 그 행위자는 민사책임과 상해(傷害)에 대한 형사책임을 지지 아니하며 사망에 대한 형사책임은 감면한다.
〈개정 2011. 3. 8., 2011. 8. 4.〉

1. 다음 각 목의 어느 하나에 해당하지 아니하는 자가 한 응급처치

가. 응급의료종사자

나. 「선원법」 제86조에 따른 선박의 응급처치 담당자, 「119구조·구급에 관한 법률」 제10조에 따른 구급대 등 다른 법령에 따라 응급처치 제공의무를 가진 자

2. 응급의료종사자가 업무수행 중이 아닌 때 본인이 받은 면허 또는 자격의 범위에서 한 응급의료

3. 제1호나목에 따른 응급처치 제공의무를 가진 자가 업무수행 중이 아닌 때에 한 응급처치

[전문개정 2011. 8. 4.]

위와 같이 법에서 선의의 응급의료 행위에 대한 면책을 주고 있으나 의료행위자는 응급처치에 대한 교육을 받거나 자격을 보유하고 있어야 한다. 그 이유는 교육을 받지 못한 상태에서의 응급처치는 오히려 환자를 더 심한 위험에 빠뜨릴 수 있기 때문이다. 국내에서 일반인을 상대로 실시되는 응급처치 교육 및 자격은 대한적십자사에서 실시하는 응급처치과정이나 국제자격인 EFR(Emergency First Response) 자격 과정 등이 있다. 또한 군필자들은 현역 시절이나 예비군 훈련 시 필수과정으로 교육을 받고 있다.

제2장

응급처치 테크닉

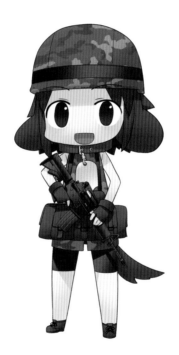

지혈대에 의한 긴박지혈법

●긴박지혈법에 대한 인식의 변천

베트남 전쟁 이후의 현대전 전쟁 부상 연구에서는 전장에서 외상에 의한 사망(Presentabile Trauma Death, PTD)중 '예방가능 사망'의 60%를 사지(팔다리)로부터의 대량 출혈이 차지하고 있다. 이 데이터를 기초로 신속하면서도 한 손으로 사용이 가능한 지혈용 장비 개발이 진행되어 토니켓(=구명지혈대)가 탄생했다.

한때 '지혈대'는 Instrument of Devil(악마의 도구)로 불리며 그 외의 지혈방법이 없을 때의 최종 수단으로 여겨졌다.

왜냐하면 지혈대는 손발을 묶어 피의 흐름을 제한하는 것(이것이 긴박 지혈법이라 불리는 것)으로 출혈을 멈추는 것이기 때문에 비록 목숨은 건질지언정 지혈이 이뤄진 곳보다 아래를 허혈, 즉 조직의 혈액부족으로 괴사해 절단해야 할 위험성이 컸기 때문이다(이 '허혈 절단'을 피하려면 지혈대를 한 뒤에도 피의 흐름이 조금이라도 이뤄지도록 피부의 색깔등을 보면서 정기적으로 지혈대를 느슨하게 하라고 가르쳤다).

출혈의 95%는 직접압박으로 지혈이 가능한 것이라 다른 지혈방법이 있다면 직접압박만 배우는 편이 효율적이라고 여겨졌고, 2005년에 나온 구급소생 국제 컨센서스 CoSTR-2005에도

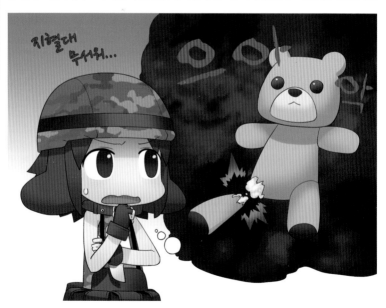

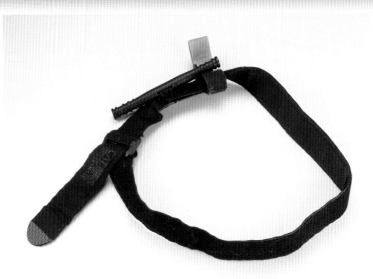

■ 지혈대

직접압박 지혈법 이외의 지혈법은 배울 필요가 없다고 기재됐다.

하지만 이 컨센서스가 발표된 그 해에 미군은 구명지혈대 CAT(Combat Application Tourniquet)을 채용해 전 장병에게 지급을 시작했다. 치열하게 전개된 이라크에서의 팔루자 전투(2004)등에서의 교훈을 통해 현대의 총상이나 폭상에 대해서는 직접압박 지혈법만으로는 구명이 불가능하다는 것, 그리고 종래의 삼각건과 적당한 막대를 사용하는 긴박지혈로는 제대로 역할을 수행할 수 없다는 사실이 판명되었기 때문이다. 이를 계기로 긴박지혈법에 대한 인식이 크게 바뀌었다.

● 바이스탠더가 실시해야 할 응급처치수단

대 테러전쟁(2001~2011)에서 미군의 부상자/전사자 통계를 보면 구명지혈대의 효과가 확실히 드러난다. 사지로부터의 대량 출혈에 의한 사망률은 2001~2006년 사이에 27%에 달했으나 2006~2011년 사이에는 10%로 크게 감소했다. 이 성과를 받아들여 응급 현장에서도 구명지혈대의 채용이 크게 늘면서 2013년에는 미국 국내의 구급차에 표준장비품으로 채택되기에 이르렀다.

하지만 구급차에 구명지혈대를 장비해도 예상 외로 쓸모가 없다는 사실이 거듭되는 총격사건이나 테러사건을 통해 잇따라 분명해졌다. 예를 들어 대퇴부에 소총탄을 맞아 동맥과 정맥이 둘 다 손상된 경우, 대량 출혈로 인해 겨우 3분 정도면 사망한다. 구급차에 지혈대를 장비해봤자 구급차가 도착해 지혈이 이뤄지기 전에 죽게 되는 것이다.

한편으로, 2014년에 발생한 보스턴 마라톤 폭탄테러 사건에서는 즉석 지혈대가 큰 역할을 했다. 팔다리를 다친 부상 66건(심각한 출혈 29, 절단 17, 주요혈관 손상 12)들 중 즉석 지혈대가 27건에 적용되었는데, 그 1/3이 바이스탠더(우연히 주변에 있던 일반인)에 의해 적용된 것이었다.

여기서 미국 정부는 2015년에 "Stop the Bleed(출혈을 멈추자)" 캠페인을 통해 기존에 공공장소에 놓여있던 AED옆에 구명지혈대와 긴급압박용 붕대, 감염방지 장갑등으로 구성된 지혈키트를 설치했다. 동시에 학교 교육의 현장에서도 이에 대한 교육을 실시했다.

현재 긴박지혈법은 바이스탠더가 실시해야 할 중요한 응급처치 수단으로 세계적으로 보급이 진행되고 있다.

● 팔다리에서의 대량출혈은 치명상이 된다

그렇다면, 여기서 지혈대의 목적과 사용에 대해 설명해 보자.

앞에서 언급한대로, 대퇴부에 소총탄을 맞아 동맥과 정맥이 모두 손상되면 출혈에 의해 불과 3분이면 사망에 도달한다(소총탄의 광범위한 파괴력을 생각하면 동맥이나 정맥이 손상되지 않을 가능성은 낮다). 또한 전투중에는 총상이 한 곳에 그치지 않을 가능성도 많고, 또 대응시간도 짧을 것이다. 여기에 사망률이 대략 1분 뒤에 50%에 도달하기 때문에 부상 후 30초 이내에 대응할 필요가 있다.

폭탄(의 파편)에 의한 부상은 총상보다 더욱 손상이 크다. 소총탄의 총구 초속은 빨라도 약 1,000m/s정도이지만, 날아드는 폭발물의 파편은 4,000~8,000m/s에 달한다. 30페이지에도 설명한대로 운동에너지는 속도의 제곱에 비례하기 때문에 그 파괴력은 총탄의 16~64배에 달하며, 손상규모도 크다(다만, 파편의 형태 때문에 총탄만큼의 관통력이 나오지 않는 만큼 헬멧이나 섬유제 아머, 즉 방탄소재가 효과적이다).

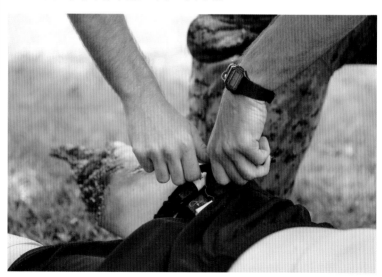

미 해병대등의 훈련에는 실물처럼 만들어진 인체모형이 진짜 환자처럼 사용된다.

사진: 미군

또한 현대의 포탄은 공중에서 폭발해 사방 25m범위에 2만개나 되는 포탄을 흩뿌리므로 한번에 전신이 부상당해 동시에 사지 중 두셋이 절단당하는 것도 드물지 않다.

사지에서의 대량출혈에 대해서는 본인 혹은 그 주변의 동료(버디)가 신속하게 지혈해야만 한다는 사실, 이해 되셨는지?

● 구명지혈대의 사용법

대량 출혈에 대한 대응은 이전에는 상처에 대한 직접압박 지혈(상처를 깨끗한 거즈등으로 덮은 뒤 그 위에서 압박하는 방법)이나 동맥에 대한 간접압박 지혈(상처보다 심장에 가까운 동맥을 단단한 뼈에 대고 세게 눌러 피의 흐름을 막는 방법)을 시도한 뒤 그래도 지혈이 되지 않으면 최후의 수단으로 지혈대에 의한 긴박지혈법을 선택하도록 교육되었다.

하지만 여러 차례 거듭해서 언급했듯 총상이나 폭상은 대응시간이 대단히 짧다. 상처가 어떤지 살펴보고 직접-간접압박 지혈을 실시하는 사이에 사망에 이를 가능성이 높다. 또한 위험한 전투중에 따로 살펴보거나 손이 많이 가는 지혈법을 실시하는 것도 곤란하다.

그래서 팔다리를 다치면 먼저 옷 위로부터 주저하지 말고 해당 부위와 몸통이 연결되는 관절부에 지혈대를 장착, 피의 흐름을 일시적으로 멈춰 시간을 벌라고 훈련되고 있다. 실시 방법 자체는 기존의 긴박지혈법과 같지만, 목적이 다르므로 '구명지혈'과는 구별된다.

"의심되면 먼저 지혈하자. 그 직후 안전한 환경으로 옮겨 상처 관찰이나 직접 압박지혈을 실시해 적절한 지혈 방법을 선택하자"– 이것은 이 책 머릿말에도 적은 "Buy the time(시간을 벌라)"의 첫걸음이며 동시에 과다출혈로 인한 사망의 위험을 피하면서 적절한 지혈방법을 선택할 시간을 버는 것이 목적이다.

이 항목에서는 지혈대에 의한 '구명지혈'을 중심으로 사지로부터의 대량출혈에 대한 대응법을 설명하고 있다. 참고로 구명지혈용으로 개발된 구명지혈대에는 다양한 상품과 형태가 존재하지만 미군에 채용되어 현재 가장 널리 보급된 CAT를 예로 들어 설명을 진행해보자.

지혈대 사용법
(예 : 왼팔의 부상)

지혈대를 쓰려면 뼈가 멀쩡해야 한다(단단한 뼈에 혈관을 밀어붙여 피의 흐름을 막아야 하기 때문이다). 앞에서도 언급했듯 총상은 몸 안에 탄자 지름의 30배 이상의 범위가 파괴되는 부상이다. 간단하게 뼈가 멀쩡한 곳을 찾아내기 어렵기 때문에 급한대로 부상당한 팔이나 다리의 "밑둥"을 지혈해서 시간을 번다.

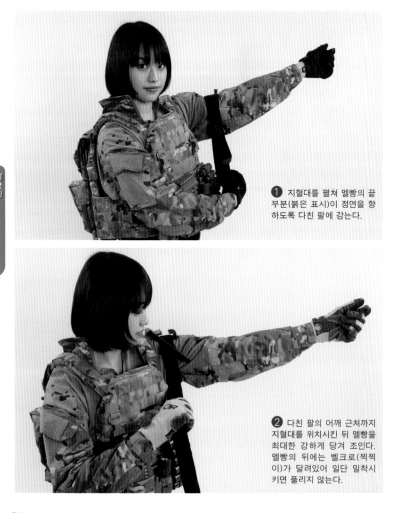

❶ 지혈대를 펼쳐 멜빵의 끝 부분(붉은 표시)이 정면을 향하도록 다친 팔에 감는다.

❷ 다친 팔의 어깨 근처까지 지혈대를 위치시킨 뒤 멜빵을 최대한 강하게 당겨 조인다. 멜빵의 뒤에는 벨크로(찍찍이)가 달려있어 일단 밀착시키면 풀리지 않는다.

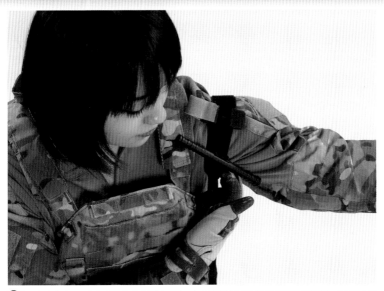

❸「쓰리 핑거 체크」. 팔과 지혈대 사이에 "손가락 3개 이상"이 들어갈 틈이 있으면 안된다※. 손가락이 셋 이상 들어갈 것 같으면 더욱 조인다.

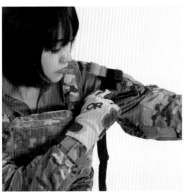

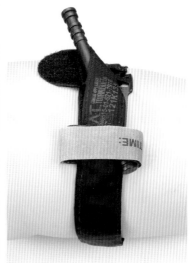

❹「쓰리 터치」. 막대를 돌려 감아서 더욱 조인다. 180도 회전을 세 번(막대가 세 번 클립에 닿는다), 합계 540도를 조인다. 조여놓은 막대는 클립으로 고정한다.

❺ 완성. 뜻하지 않게 풀리는 사태를 막도록 멜빵은 클립에 꿴 다음 막대에 감아 고정시킨다. 지혈한 시간은 네임펜등으로 적는다.

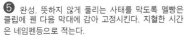

※:CAT처럼 감아돌리는 타입의 지혈대는 손가락 3개 정도의 범위로만 조정이 가능하므로 이처럼 체크해야 한다.

버디 에이드에 의한 지혈
(예 : 왼쪽 다리에 부상)

지혈대를 감아 조이는데는 상당한 힘이 필요하다. 부상자 자신이 의식이 희미해져가는 와중에 그 만큼의 힘을 발휘할 가능성은 매우 낮다. 대부분의 경우 지혈대 장착은 버디 에이드(동료에 의한 응급처치)에 의해 이뤄지게 된다.

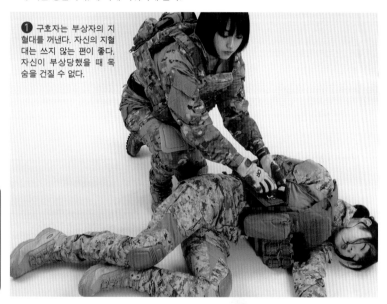

❶ 구호자는 부상자의 지혈대를 꺼낸다. 자신의 지혈대는 쓰지 않는 편이 좋다. 자신이 부상당했을 때 목숨을 건질 수 없다.

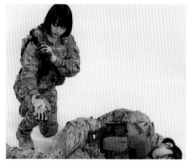

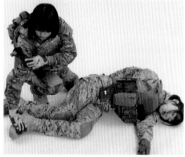

❷ 자신에게 장착할 때와 마찬가지로 붉은 표시가 자신의 정면을 향하도록 지혈대를 자신의 팔에 꿴다. 버디 에이드에서 지혈대를 사용할 경우, ❶ 지혈대를 손에 든다. ❷ 부상 위치를 확인한다. ❸ 지혈대를 장착한다 – 이 순서로 진행된다. 처음에 부상 위치를 확인하고 싶겠지만, 그러고 나서 지혈대를 꺼내 손에 든 다음이면 부상 위치를 다시 확인해야 할 가능성이 있다.

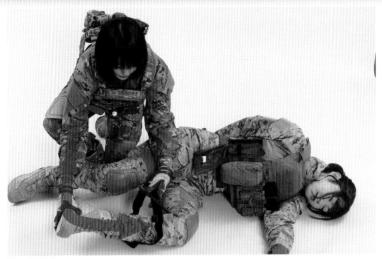

❸ 구호자는 지혈대를 낀 팔로 부상 위치를 확인한다. 그 팔로 부상당한 왼쪽 다리의 앞을 잡고 다른쪽 손으로 지혈대를 부상자의 고관절까지 옮긴다. 자신의 팔을 가이드 레일처럼 사용한다.

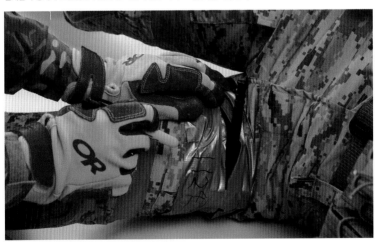

❹ 나머지는 자신이 직접 할 때와 마찬가지 요령으로 조여준다. 조임용 막대가 클립에서 뜻하지 않게 풀려나가 지혈이 실패하지 않도록 테이프등으로 더욱 고정한 뒤 테이프 위에 지혈시간을 기입한다.

자신의 팔을 가이드 레일처럼 사용하는 방법을 쓴다면 어두워서 시야가 나쁜 상황에서도 지혈대를 장착할 수 있을 것이다. 응급처치를 실시하는 구호자의 손에 피가 묻는 것도 최소한으로 줄일 수 있으므로 전투용 장갑을 낀 채로도 감염을 막는 것이 가능하다. 또한 지혈대의 벨크로(찍찍이) 부분에 피가 묻는 것도 막을 수 있어 접착력이 저하되는 것도 방지할 수 있다.

● 출혈을 완전히 막는것은 아니다.

반드시 이해해야 할 것은 구명지혈대로 긴박지혈을 실시해도 출혈을 완전히 막는 것은 아니라는 점이다(출혈을 '제어'한다는 것이 정확한 표현이다).

상완골(위팔뼈)이나 대퇴골(허벅지뼈)의 (이 둘을 합쳐 장관골이라 함) 내부에도 혈액이 흐른다. 혈액은 뼈 안에서 만들어지기 때문이다. 지혈대가 장관골 속까지 지혈할 수는 없다. 지혈을 한다 해도 소량의 출혈은 계속되며, 완전한 지혈로 생명의 위기를 벗어나려면 수술할 필요가 있다는 사실을 잊어서는 안된다.

● 여섯가지 용도

한편, 일반적으로 토니켓=지혈대라고 인식하고 있지만, 토니켓은 "사지의 피 흐름을 제한"하는 도구이며 현재는 아래 여섯가지 용도로 사용되고 있다. "지혈대"란 토니켓이 가진 용도의 일부에 지나지 않는다.

1. 구명지혈: 부상 직후 30초 이내에 실시해 출혈에 의한 사망을 막기 위한 긴박지혈. 이 책에 주로 다루는 사용법.

2. 상처의 관찰: 처치를 쉽게 하기 위한 일시적인 피 흐름의 제한(출혈한 채로는 상처가 어떤지 관찰할 수 없기 때문에 지혈을 실시한다).

3. (예로부터의) 긴박지혈: 직접압박 지혈이 효과가 없을 때에 실시하는 긴박지혈법. 목적은 다르지만 수단은 1번의 구명지혈과 같다.

4. 혈압을 유지한다(가속이 급히 이뤄지는 헬리콥터 후송등에서 중력가속도에 피의 흐름이 영향을 받는 것을 막는다).

5. 체내 오염의 방지(오염된 팔다리로부터 체간부로 혈액이 유입되는 것을 막는다)

6. 구혈대(정맥이 튀어나오게 하는데 사용한다. 니들 토니켓이라고 따로 구분해서 부른다)
(감수자 주: 우리말로 구혈대라는 명칭은 없고 그냥 통칭 토니켓이라고 부름)

이 중 가장 잘 알려진 것은 정형외과 수술에서의 2번, 구급처치의 3번, 혈액검사의 혈액채취 등을 위한 6번의 용도이지만, 외상 처치에서 중시되는 것은 말할 것도 없이 1번과 3번(그리고 2번)의 용도이다(따라서 이 책에서는 토니켓에 대해 기본적으로 '구명지혈대/지혈대'로 부르며 해설을 진행하겠다).

참고로 '구혈대(6번)'에 대해서는 지혈대와 혼동하는 사람이 많지만(구혈대를 지혈대라고 판매하는 사례도 봤다), 지혈대와 구혈대는 가해지는 힘이 전혀 다르다. 간단한 고무 끈이나 다름없는 구혈대로는 피의 흐름을 제어할 정도의 긴박력이 없는데다 어정쩡하게 묶으면 출혈이 증가될 위험마저 존재한다.

또한 긴박력(묶는 힘)의 부족에 의해 출혈이 늘어나는 것은 긴박지혈을 할 때 생길 수 있는 치명적인 실수 중 하나이다. 이 실수를 피하려면 74페이지에 해설된 "3핑거 체크"를 철저하게 해야 한다.

지혈대 사용이 초래할 수 있는 장애

지혈대는 치명적인 대량출혈로부터 목숨을 구할 수는 있지만 사용법이 잘못되면 중대한 장애로 연결될 가능성도 있다. 지혈대 사용으로 발생이 우려되는 위험성도 아래에 요약해둔다.

❶지혈대 장착 실수에 의한 출혈사
이것은 충분한 긴박이 이뤄지지 않은(즉 느슨하게 묶은) 경우에 발생한다. 정맥(심장으로 돌아가는 흐름)만 지혈하고 더 깊이 있는 동맥(심장으로부터 말단으로 향하는 흐름)이 지혈되지 않아 출혈이 더 심해지면서 출혈로 인한 사망까지 이어진다.

❷컴파트먼트 증후군
팔다리의 근육, 혈관, 신경은 뼈, 근막, 골간막으로 둘러싸여 있다. 이 구조를 '컴파트먼트(근구획)'이라고 부른다. 지혈대가 느슨한 경우, 이 구획에 혈액이 흘러들거나 혈종(혈액이 한 곳에 머물러 굳어지면서 혹 모양처럼 된다)이 늘어나는 등의 문제가 벌어지며 구획내의 압력에 의해 혈액순환이 방해되면서 근육이나 신경의 조직이 괴사, 중대한 장애로 연결된다.

❸크러시 증후군
지혈대에 의해 동맥 및 정맥의 피 흐름이 제한되므로 지혈대가 설치된 부위보다 아래의 팔다리 조직에 에너지나 산소가 공급되지 못하고 세포가 괴사해 버린다(압박이 원인이 아니라 혈액 차단이 원인이다). 괴사한 근육세포 내의 물질이 피 안에 흘러들게 되는데, 지혈대가 풀릴때 이것들이 체간부로 침입하면 급성 신부전이나 심부전을 일으켜 치명적인 사태로 이어진다. 지혈대 장착이 오래 이어질 경우 주의가 필요하다.

또한 위의 3가지 외에 합병증으로 혈관과 함께 신경도 조여들면서 일시적인 신경마비가 출현하거나, 지혈대의 폭이 너무 좁거나 장착 시간이 오래 지속되면 신경이 손상될 우려가 있다.

구멍지혈과 긴박지혈

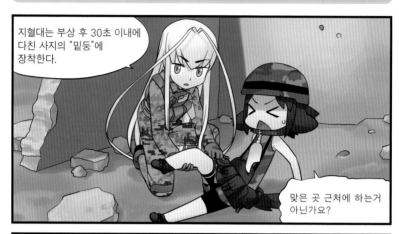

지혈대는 부상 후 30초 이내에 다친 사지의 "밑둥"에 장착한다.

맞은 곳 근처에 하는거 아닌가요?

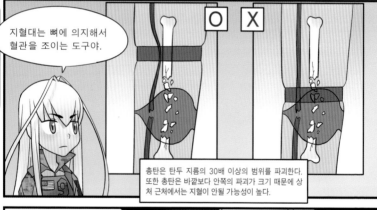

지혈대는 뼈에 의지해서 혈관을 조이는 도구야.

O X

총탄은 탄두 지름의 30배 이상의 범위를 파괴한다. 또한 총탄은 바깥보다 안쪽의 파괴가 크기 때문에 상처 근처에서는 지혈이 안될 가능성이 높다.

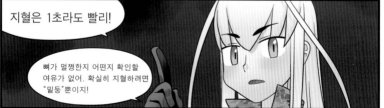

지혈은 1초라도 빨리!

뼈가 멀쩡한지 어떤지 확인할 여유가 없어. 확실히 지혈하려면 "밑둥"뿐이지!

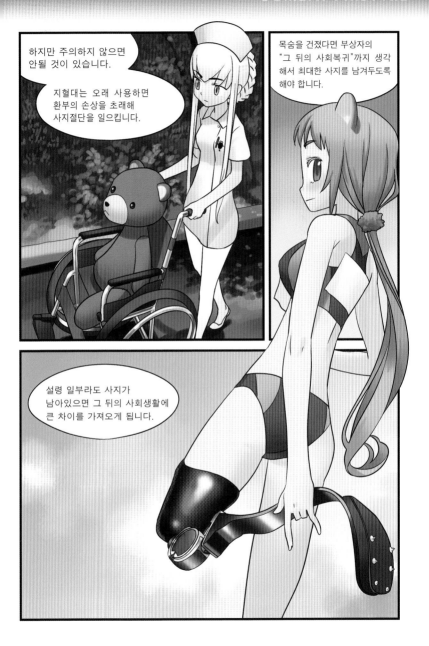

COMBAT FIRST AID

하지만 주의하지 않으면 안될 것이 있습니다.

지혈대는 오래 사용하면 환부의 손상을 초래해 사지절단을 일으킵니다.

목숨을 건졌다면 부상자의 "그 뒤의 사회복귀"까지 생각해서 최대한 사지를 남겨두도록 해야 합니다.

설령 일부라도 사지가 남아있으면 그 뒤의 사회생활에 큰 차이를 가져오게 됩니다.

81

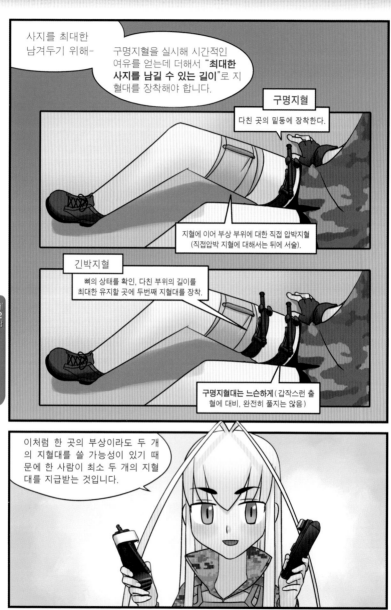

사지를 최대한 남겨두기 위해-

구명지혈을 실시해 시간적인 여유를 얻는데 더해서 **"최대한 사지를 남길 수 있는 길이"**로 지혈대를 장착해야 합니다.

구명지혈

다친 곳의 밑동에 장착한다.

지혈에 이어 부상 부위에 대한 직접 압박지혈
(직접압박 지혈에 대해서는 뒤에 서술).

긴박지혈

뼈의 상태를 확인, 다친 부위의 길이를
최대한 유지할 곳에 두번째 지혈대를 장착.

구명지혈대는 느슨하게(갑작스런 출혈에 대비, 완전히 풀지는 않음)

이처럼 한 곳의 부상이라도 두 개의 지혈대를 쓸 가능성이 있기 때문에 한 사람이 최소 두 개의 지혈대를 지급받는 것입니다.

●30초 이내/옷 위에

이미 거듭 서술했지만, 팔다리에 총탄을 맞았을 경우 사람이 몇분 안에 출혈과다(과다출혈)로 죽을 수도 있다. 게다가 IED(급조폭발물)에 의한 폭상으로 동시에 둘 혹은 그 이상의 팔 다리를 잃게 되면 그야말로 그 순간에 대응하지 않으면 안된다. 따라서 국제 표준의 전투외상 응급처치 기초교육인 Tactical Medicine Essentials에서는 "부상 직후 30초 이내에 처치하라"고 교육하고 있다.

또한 총상의 해설에도 적었듯, 총상의 경우 전투복 위에서 출혈량을 확인하기가 어렵다. 따라서 사지에 총탄을 맞았을 경우 먼저 옷 위에서 환지(부상당한 사지)의 밑동에 지혈대를 장착해 지혈을 실시해서 출혈 사망의 위험을 일단 막은 다음 안전한 장소까지 이동해서 옷을 잘라내고 다친 부위를 노출시켜 그 다음 단계의 지혈법, 즉 직접압박 지혈, 간접압박 지혈, 붕대형 지혈제에 의한 지혈, 긴박지혈등을 필요에 맞게 선택한다.

●시간적 제약 「2・2・3」

지혈대로 팔다리의 대량출혈에 대응하는데 따르는 시간적 제약에 대해서는 2 2 3(투 투 쓰리/둘 둘 셋)라고 기억하면 된다. 223은 서방측 표준 소총탄인 5.56mm탄의 인치 표시(.223구경)를 연상시키는 말로, 병사들이 외우기 쉽게 하려는 것이다. 구체적으로 2 2 3이 무슨 뜻인지, 아래를 읽어보고 이해하자.

●「2」: 부상부터 지혈완료까지 "2분"이내를 목표로

미군의 훈련에서는 지혈대를 손에 들고 자신에게 장착할 때까지의 시간을 이보다 더욱 짧은 15초 이내로 규정하는 실기시험을 봐야 한다. 이것은 부상 후 안전한 장소까지 대피할 때 까지 30초, 지혈대를 찾아서 손에 들 때 까지의(공포나 동요등으로 사고력이 저하된 상태를 가정해) 시간이 60초 정도 걸린다는 점을 염두에 두고 설정된 시간이다.

인간의 몸 안에는 4,000~5,000ml의 혈액이 흐르며 그 1/3정도인 1,500ml를 잃으면 죽음에 이른다. 전장 구명 상황에서는 출혈량을 1,000ml이하로 억제하는 것이 바람직하다. 왜냐하면 1,000ml이상 출혈해버리면 의식을 잃어버리기 때문이다.

전장에서 의료적 관리상황(동료로부터의 구급처치나 메딕에 의한 응급처치)에 들어가기 전에 의식을 잃어버린 부상자는 도움을 요청할 수도 없으니 아군에게 존재를 일깨워 주기도 어렵고 생존 가능성도 매우 어렵기 때문이다.

●「2」: 혈류(피의 흐름)제한(즉 지혈)에 의한 통증을 견딜 수 없게 되는 한계는 지혈대 장착후 "20분"이다. 그 때까지 다른 지혈법을 시도해 보고, 도저히 긴박지혈 이외에는 지혈이 불가능하다면 통증 관리를 해 줘야 한다.

지혈대를 사용하면 이것이 장착된 부위가 강하게 묶이며, 장착된 위치보다 아래의 혈류는 완전히 차단된다. 따라서 심한 아픔(조혈통)이 발생하며, 적용후 20분 뒤에는 아픔을 견딜 수 없는 수준에 도달하게 된다. 그 전에 붕대형 지혈대에 의한 지혈등 다른 지혈방법으로 출혈을 제어할 수 있는지 시도해봐야 한다. 긴박지혈법 이외의 방법으로는 지혈이 안될 때라면 마취성분이 함유된 펜타닐 사탕을 먹이거나 신경 블록(차단)마취※를 시도하는 등으로 통증을 완화시켜줄 필요가 있다.

참고로 마취에 의해 의식을 잃어 혀뿌리가 가라앉아 기도를 막아버릴 가능성이 있다(당연히 이러면 질식사). 마취와 함께 비강 기도유지기에 의한 기도 확보도 실시할 필요가 있다(비강 기도유지기에 의한 기도확보 방법은 132페이지 참조).

●「3」: 지혈대를 사용할 경우, 지혈대를 장착한 부위에 신경손상등의 악영향이 나타나기 시작하는 것이 "3시간"이후이다. 그 때까지 다른 지혈수단으로 바꿔야 한다.
혈류를 막은 상태가 오래 지속되면 크러시 증후군(79페이지 참조)이 일어나거나 신경이 손상되는 등 다양한 문제가 발생한다. 지혈대는 일시적으로 혈류를 제한할 뿐이다. 사용은 어디까지나 위기를 극복할 임시적인 처치이므로 문제가 생기기 전에 직접압박 지혈이나 의사에 의한 결정적 치료등 다른 지혈수단으로 바꿔야만 한다.

●긴박지혈 실시후 6시간 이상 경과한 경우 크러시 증후군의 환자로 다뤄야 한다
(인공투석 등 의료시설이 제대로 갖춰지지 않은 상태에서 묶인 지혈대를 풀지 않는다)

보다 구체적이고 실제적인 순서에 대해서는 96페이지의 출혈제어 흐름도(플로차트)를 보시기 바란다.

●긴박지혈법과 「LLE」

80페이지의 만화에 나온대로, 지혈대에 의한 지혈법 이외로는 출혈을 제어할 수 없는 상황에서는 "구명지혈"에 이어 "긴박지혈"을 실시한다. 구명지혈법이 다친 팔다리의 밑둥에 2분 이내에 지혈대를 설치하는 반면 긴박지혈에서는 다친 사지의 "길이를 최대한 보전할 수 있는 곳"에 지혈대를 장착한다(미군 메딕이라면 휴대용 초음파 검사기로 뼈의 상황을 확인해 위치를 파악한다. 또한 동맥의 박동을 관찰하면서 얼마나 지혈대를 조여야 적당한지 파악해 동맥과 함께 위치한 신경의 손상을 회피한다).
이 두번째의 지혈대는 만의 하나 다친 팔이나 다리를 절단해야만 할 때에도 최대한 많은 부위를 남겨두려는 것이 목적 중 하나이다. 현대에는 고성능의 의수나 의족이 개발되어 있지만 팔다리가 어느 정도 남았느냐에 따라 장착이 되느냐, 된다면 어느 정도까지 기능을 살리느냐의 범위가 크게 달라진다. 이처럼 그 뒤의 인생의 질을 조금이라도 낮게 해야 한다는 것까지 고려한 것으로 전장에서의 구명방침인 "LLE"가 존재한다.

「L(Life)」: 목숨을 구한다
「L(Limb)」: 팔다리를 남긴다
「E(Eyesight)」: 시력을 남긴다

이런 이유때문에 부상한 팔이나 다리 하나에만 해도 두 개의 지혈대를 사용할 경우가 많다. 부상자 한 명당 지혈대 평균 사용량이 2.55개에 달하는 이유도 이해가 되셨는지?

※ : 신경이나 신경 주변에 국소마취약을 주사해 통증을 없애는 방법. 마취약이 신경에 작용해 통증의 전달 경로를 막는(블록)것으로 통증을 없앤다.

●구조/기능을 이해하자

앞서 언급한대로 지혈대/토니켓은 그 외에도 의무 헬기(민간이라면 닥터 헬기)의 이륙시 피할 수 없는 급가속에 의한 혈압저하의 방지나 수혈을 급히 할 수 없는 상황에서 사지를 조여 혈액을 체간부에 보내는 응급 자기 수혈 등 혈압의 유지를 위해(78페이지 4번 참조)서도 종종 사용된다.

또한 유독가스나 오염물질이 흩뿌려진 공간에서 부상당했을 경우, 상처로부터 오염된 공기나 물질이 흡입되는 경우가 있다. 이럴 경우에는 체내 오염부위를 최소한으로 줄이는 용도(78페이지 5번)로 사용하는 것도 가능하다(오염이 의심되는 부위와 체간부 사이의 혈류를 차단한다). 지하철 독가스 살포사건이라는(주- 사이비 종교인 옴 진리교의 지하철 독가스 살포 사건), 전세계 유일의 화학무기 테러를 경험한 일본인으로서는 남의 이야기가 아니다.

지혈대/토니켓의 용도는 앞서 언급한대로 여섯가지로 진화하면서 앞으로도 진화를 거듭할 것이다. 이런 용도는 하나하나 구별해서 외우는 것이 아니라 '구조/기능을 이해해서 용도를 생각하는' 사고방식으로 이해해야 편하다. 이렇게 하면 새로운 용도가 탄생해도 쉽게 적응할 수 있고, 또 유연하게 응용력을 발휘할 수 있는 사고방식 자체가 비상시에는 무기로 작용한다.

지혈대는 풀지 말자!

이전에는 긴박지혈을 하면 세포의 괴사를 막기 위해 30분에 한 번 정도 지혈대를 느슨하게 해서 혈류를 회복하는 방법이 실시되었다. 하지만 현재는 일단 긴박지혈을 하면 수술등 다른 지혈법을 실시할 때까지는 절대로 느슨하게 하면 안된다.

긴박지혈은 직접압박 지혈이나 혈액응고 촉진제등을 함께 사용해도 지혈이 안되는 수준의 출혈을 제어하기 위해 사용한다. 지혈대를 느슨하게 하면 단숨에 혈압이 떨어져 사망할 수도 있는 것이다.

•보급이 늦은 일본

일본에서 살다 보면 테러의 위협을 직접 느낄 일은 거의 없지만, 현대에는 개인이 과격화하는 '외로운 늑대'형 테러가 횡행한다. 앞으로는 일본 국내에서도 테러가 발생할 가능성을 부정할 수 없다(애당초 과거에는 일본에서도 적군파등 극좌 폭력단체등에 의한 폭탄 테러가 잇따른 시기도 있었다).

테러나 자연재해에 공통적으로 해당되는 사례로 건물에서 떨어지는 유리 파편에 의한 부상에 지혈대를 사용하는 것도 생각할 수 있다. 깨져서 낙하하는 유리의 파편은 날카로운 쪽을 아래로 향해 떨어지기 때문에 사지에 맞는 경우에도 치명상이 되기 쉽다.

지혈대는 일시적으로 혈류를 제한하는 기능뿐 아니라 다양한 방식으로 응용하도록 노력해야 한다. 하나의 도구를 여러가지 목적으로 사용할 수 있다면 많은 부상자를 동시에 구호해야 하는 테러사건이나 재난 상황의 구명에 큰 도움이 될 것이다. "구조/기능을 기억해서 용도를 떠올린다"는 것이 중요하다.

이 책 서두에도 적었지만, 미국에서는 정부가 주도해서 지혈대에 의한 응급구명법의 교육을 일반에 널리 퍼트리고 있지만 일본에서는 의료종사자가 아닌 사람이 하다가 실패할지도 모른다는 우려가 심해 보급이 크게 늦었다. 실패의 주된 원인은 어정쩡하게 묶어 출혈이 늘어나는 것인데, 2017년에는 적절한 결속력(묶는 힘)을 자동적으로 표시해 고정하게 하는 "SAM토니켓"이라는 상품도 등장했다.

■ SAM토니켓

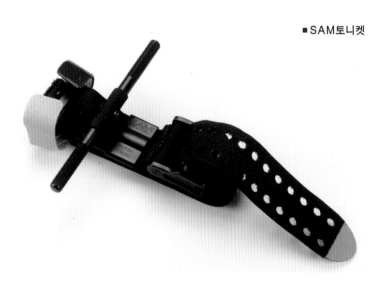

지혈대에 의한 출혈제어가 가능한 부위

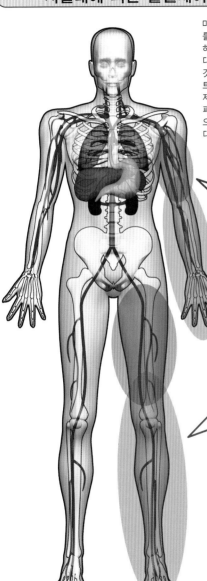

마지막으로 지혈대에 의한 출혈제어가 효과를 발휘하는 부위에 대해 일러스트로 해설하자. 지혈대 해설의 서두에도 적었듯 지혈대란 '사지로부터의 대량출혈'을 제어하는 것으로, 팔다리의 부상에 적용한다. 일러스트를 보면 알 수 있듯 그 적용범위는 의외로 제한적이다(다만, 전투에서는 팔다리는 엄폐물 밖으로 드러나기 쉽고, 또 총탄에 맞으면 대량출혈이 일어날 가능성이 높아 절대로 우습게 보면 안된다).

◆지혈대 장착이 가능한 부위

푸른색으로 표시한 범위가 지혈대가 효과를 발휘하는 부위다. 지혈대는 상완골이나 대퇴골처럼 뼈 하나만으로 구성된 커다란 뼈, 흔히 말하는 장관골에 대해 바깥쪽으로부터 혈관(동맥/정맥)을 압박하여 혈류를 제어한다. 지혈대를 장착할 수 있는 부위도 당연히 상완부나 대퇴골이다.

◆지혈대가 효과를 보는
부상의 범위

붉게 표시된 범위는 지혈대의 사용으로 출혈이 제어되는 부상의 범위다. 위에서 적은대로 지혈대는 상완이나 대퇴부에 설치하기 때문에 지혈대가 효과를 보는 범위는 그보다 아래 —팔 위쪽 절반보다 아래, 대퇴부 절반보다 아래— 등이다. 상완/대퇴부의 절반보다 위쪽에 총을 맞은 경우 장관골이나 사지의 밑동 부근까지 파괴될 가능성이 높아 지혈대를 쓸 수 없게 된다. 그럴 경우에는 긴급 간접압박 지혈등을 이용해 지혈을 실시한다(자세한 것은 뒤에).

이머전시 밴디지에 의한 직접압박 지혈법

●전투를 거쳐 발달한 지혈기구

구명지혈대는 매우 효과적인 지혈수단으로 '구명기구'라고는 하지만 그 적용 범위는 의외로 작다. 팔다리에서도 "상완 절반 위쪽/대퇴부 절반 위쪽"의 혈류를 일시적으로 차단하는데 불과하며, 그 통증때문에 마취 없이는 사용시간이 20분 정도로 제한된다.

또한 구명지혈대의 사용법을 터득했다고 해도 "예방가능 사망"중 4%정도만 목숨을 살리는 것이 가능하다. 그래서 구명지혈대로는 제어할 수 없는 대량출혈에 대해 사용하는 것이 긴급 압박지혈용 붕대 "이머전시 밴디지"이다.

상품명 "Hemorrhage Compression Control Bandage(대량출혈 제어용 긴급 압박 지혈 붕대)", 통칭 이머전시 밴디지(Emergency Bandage)는 이스라엘이 거듭되는 전쟁 경험을 토대로 개량을 통해 개발한 직접압박/간접압박 지혈에 특화된 붕대이다(그 때문에 '이스라엘 밴디지'라고도 불린다).

이 제품은 매우 기능적이므로 미군을 시작으로 현대의 선진국 군대들에서는 거의 필수품으로 보급되고 있다. 최근 선진국들에서는 초등학생 수준까지 사용법이 보급되었으며 그 형태로 인해 '미키마우스 붕대'라고도 불리고 있다. 그 특성을 충분히 이해해 성능을 최대한 발휘하도록 해야 한다.

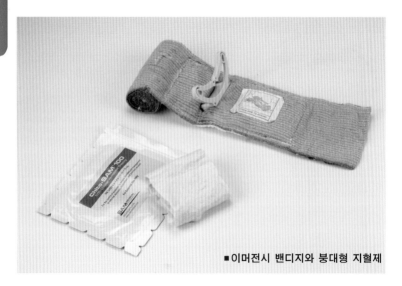

■이머전시 밴디지와 붕대형 지혈제

● 직접압박 지혈법이란

우선 직접압박 지혈법에 대해 설명하자. 많은 분이 오해하고 있지만, 엄밀하게 따지면 직접압박 지혈은 힘으로 환부를 눌러붙여서 출혈을 제어하는 것이 아니다. 출혈이 벌어진 조직에 직접 이물질(청결한 거즈)을 접촉시켜 인체의 생리적 기능으로서의 지혈을 촉진시키는 것이다('압박'이란 이물질을 상처면에 접촉시킬 때의 압력을 뜻한다).

또한 최근에는 혈액응고 촉진제를 붕대형태로 가공한 붕대형 지혈제등이 개발되어 직접압박 지혈의 효과를 높이고 있다. 이것은 혈액의 흡착이나 화학반응에 의해 혈병(혈액이 응고한 것)을 만드는 것으로 지혈을 촉진시킨다. 거즈보다 훨씬 지혈의 효율이 높고, 또 일반 거즈가 상처면에 달라붙어 이걸 떼어낼 때 상당히 번거로운 반면 붕대형 지혈제등은 젤 형태로 변화하기 때문에 수술할 때에는 생리식염수등으로 씻어내기만 하면 되는 장점도 있다.

● 이머전시 밴디지의 사용법

그렇다면, 이머전시 밴디지의 사용법에 대해 설명해보자. 총상은 심하면 탄두 지름의 30~40배에 달하는 커다란 조직의 피해(커다란 상처나 구멍)를 남긴다. 이 때는 상처 구멍에 붕대형 지혈제(혹은 청결한 거즈)를 빈틈없이 접촉시킨다. 붕대형 지혈제는 보존기간이 짧고 비싸기 때문에 청결한 거즈나 탈지면으로 부상이 심한 부위 이외의 넓은 면적을 커버하고 붕대의 압박력을 유지한다(국내, 즉 한국내의 경우에도 다양한 형태의 거즈형 지혈제가 출시되어 시판 중이다- 감수자 주).

다음으로 가장 출혈이 심한 부분 바로 위에 이머전시 밴디지의 컴프레션 바(압박용 막대) 뒤에 있는 거즈 부분에 대고 감는다. 한바퀴 감은 다음 컴프레션 바를 한번 뒤집으면 컴프레션 바가 상처쪽으로 가라앉아 상처를 압박한다(자세한 것은 다음 페이지 사진을 참조). 그 뒤 막대(컴프레션 바)에 적절한 압력이 가해지도록 감아준다. 바르게 사용하면 막대 양쪽이 귀처럼 떠올라 마치 미키마우스처럼 마무리된다(그 때문에 미키마우스 밴디지, 즉 미키마우스 붕대라고도 불린다).

이머전시 밴디지같은 출혈제어용 붕대는 지혈대가 효력을 발휘하지 않을 경우의 '비상수단'으로, 매우 중요한 기술이기도 하다. 붕대의 목적에는 상처를 덮는 '피복(被覆)', 압박(상처 입구를 압박), 지지 및 고정(부상당한 사지, 염좌/탈구/골절된 부위를 안정화 함)등 다양하며, 최근에는 탄력성 붕대에 의한 압박 압력을 이용해 고통 완화의 효과도 주목받고 있다. 제1선에서의 고통완화는 매우 중요하다. 이머전시 밴디지는 직접압박 지혈, 간접압박 지혈을 중심으로 그 외 모든 기능도 겸해서 가지고 있다.

참고로 상처가 크고 피복이 충분하지 않을 경우에는 이머전시 밴디지 위에 더 큰 붕대나 삼각건을 덮어줘도 좋다.

이머전시 밴디지 사용법
(예 : 좌측 대퇴부 부상)

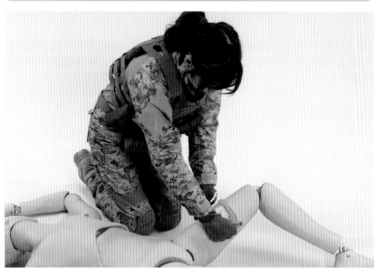

① 이머전시 밴디지의 거즈 패드 반대쪽에는 컴프레션 바(압박용 막대)가 달려있다. 바가 상처 입구의 중심 바로 위에 오도록 대 준다. 최종적으로 이 바가 상처 입구 안으로 들어가서 압력을 가해서 지혈효과를 높이는 것이다.

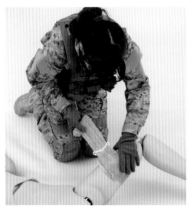

② 붕대를 한번 감아서 컴프레션 바의 구멍에 꿴다. 이 때 너무 세게 조이지 않도록 한다(감겨 있는 정도가 좋다). 바가 상처 입구에 들어갈 수 있을 정도의 여유를 둔다.

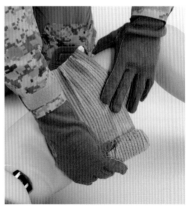

③ 바(막대)로 붕대를 접어 뒤집는다. 뒤집어진 부분이 해먹처럼 된다.

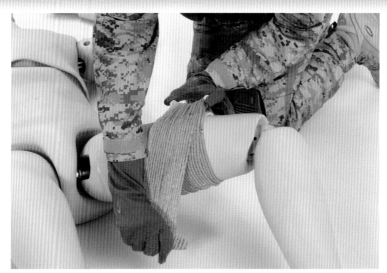

❹ 다리의 위를 붕대로 감아준다. 한쪽 손으로(이 경우에는 왼손) 바(막대)가 상처 입구에 파묻힐 것 같은 위치를 유지하면서 또 한쪽 손으로 붕대를 당겨 힘을 준다.

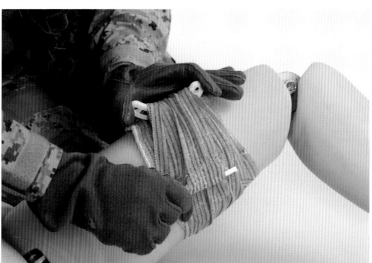

❺ 압박력이 제대로 가해지면 막대의 아래쪽이 상처 입구에 들어가며 막대의 양쪽이 '귀'처럼 솟아오른다. '귀'가 미키마우스를 떠올리게 하므로 미국의 초등학교에서는 '미키마우스의 귀가 나오게'라고 가르친다. 붕대 감기가 끝나면 가장자리에 있는 클로저 바(마무리용 막대)를 이미 감아올린 붕대에 당겨 걸어서 고정한다. 클로저 바에는 네 개의 갈고리가 달려있어 빠르면서도 확실하게 고정시킬 수 있다.

직접압박 지혈법이란

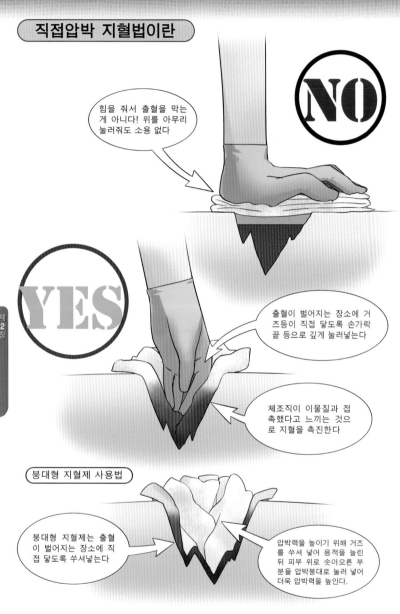

힘을 줘서 출혈을 막는 게 아니다! 위를 아무리 눌러줘도 소용 없다

NO

YES

출혈이 벌어지는 장소에 거즈등이 직접 닿도록 손가락 끝 등으로 깊게 눌러넣는다

체조직이 이물질과 접촉했다고 느끼는 것으로 지혈을 촉진한다

붕대형 지혈제 사용법

붕대형 지혈제는 출혈이 벌어지는 장소에 직접 닿도록 쑤셔넣는다

압박력을 높이기 위해 거즈를 쑤셔 넣어 용적을 늘린 뒤 피부 위로 솟아오른 부분을 압박붕대로 눌러 넣어 더욱 압박력을 높인다.

제2장
응급터치 테크닉

붕대형 지혈제를 겸용하는 직접압박 지혈
(예 : 좌측 대퇴부 소총탄 관통상)

출혈 장소와 접촉해서 혈병을 형성시킴으로써 혈액응고를 촉진시키는 "붕대형 지혈제"를 겸용한 직접압박 지혈법을 해설한다. 거즈만 쓰는 것보다 훨씬 효율적으로 지혈할 수 있다. 사진은 왼쪽 다리에 관통 총상을 입을 경우의 직접압박 지혈법의 순서.

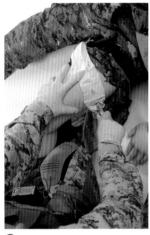

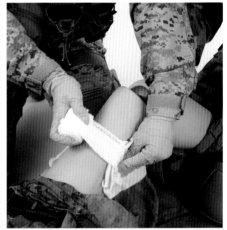

❶ 펜을 사용해 사입구(탄이 들어간 구멍)에 붕대형 지혈제를 쑤셔넣는다. 총상은 사입구는 작고 사출구(나간 구멍)가 크다. 총상의 지혈은 사입구로부터 사출구로, 형성된 방향을 따라 실시한다.

❷ 뒤이어 사출구에도 쑤셔넣는다. 붕대형 지혈제는 비싸기 때문에 상처면에 직접 닿을 만큼만 넣을 수 있고 그 위에서 거즈 붕대를 쑤셔 넣어 필요한 부피를 추가로 확보한다. 붕대형 지혈제대로 더 누를 수 있게 하기 위해 거즈 붕대가 피부의 표면보다 위로 올라오도록 한다.

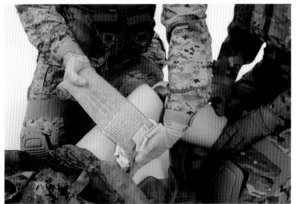

❸ 컴프레션 바를 이용해 피부 위로 올라온 거즈 붕대를 누르듯 이머전시 밴디지를 감아준다. 이렇게 압박력을 추가하는 것으로 붕대형 지혈제가 출혈 부위에 최대한 닿아서 혈병이 만들어지면 혈액응고가 촉진된다.

사지로부터의 출혈제어
지혈대 ~ 이머전시 밴디지

지혈대에 의한 긴박지혈법, 이머전시 밴디지에 의한 직접압박 지혈법을 이해했다면 좌측 대퇴부에 총상을 입었다고 가정하고 실제로 실시해야 할 처치의 순서에 대해 설명해보자.

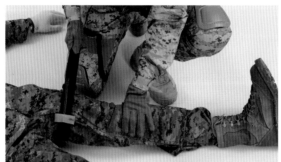

1 구명지혈
총상은 옷 위에서는 작은 구멍만 뚫리기 때문에 상처나 출혈의 상태를 확인하기 어렵다. 하지만 대퇴부에 입은 소총탄 총상은 부상 후 3분 뒤에 죽을 수도 있기 때문에 급한대로 사지의 밑동 부분을 강하게 조여주는 것으로 시간을 번다. 이것을 '구명지혈'이라고 한다.

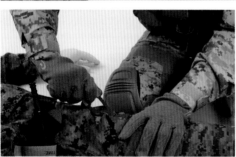

2 옷을 절단해 상태를 평가
안전한 장소로 이동했다면 옷을 잘라서 상처를 노출시킨 뒤 거즈 붕대만으로 직접압박 지혈을 할지, 붕대형 지혈제를 같이 써서 지혈할지의 여부를 판단한다. 또한 벨트 커터를 옷에 뚫린 구멍에 걸고 그대로 잡아당겨 찢는 것으로 상처 주변을 노출시켜 상처의 상태를 평가한다. 이 때 메딕 시저스를 사용하면 자칫 가위 끝이 상처로 들어가버릴 수 있기 때문에 벨트 커터가 안전하고도 빠르다.

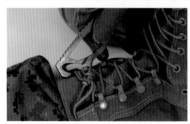
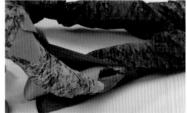

뒤이어 전투화를 벗기고 바지는 바깥쪽의 재봉선을 따라 밑단부터 상처 바로 옆까지 메딕 시저스로 절단한다(전투화는 벨트 커터로 군화끈을 절단하면 신속하게 벗길 수 있다). 물로 씻어낼 수 있는 범위 안에서 상처를 씻고 주변의 혈액을 닦아낸다(저체온에 걸릴 수 있으므로 옷 자체는 가급적 적시지 않게 하며, 피가 묻은 옷은 기화열로 체온을 빼앗으므로 잘라낸다). 발 끝의 PMS(Pulse: 말단의 맥박/Motor function: 운동기능/Sensation: 감각)를 체크.

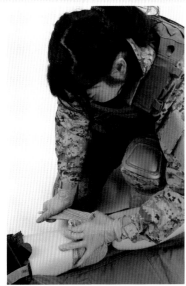

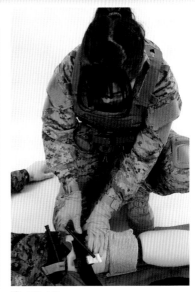

❸ 직접압박 지혈

이머전시 밴디지를 사용해 상처 입구를 직접압박 지혈한다. 그 뒤 지혈대(구명지혈)를 느슨하게 해 지혈효과를 평가한다(피가 다시 나올것 같으면 다시 조인다).

❹ 긴박지혈

직접압박 지혈에 의한 효과가 없어 지혈대를 쓸 수 밖에 없을 때에는 맨살 위에 긴박지혈을 실시한다. 뼈의 상태를 살펴본 뒤 부상당한 다리가 가장 길게 남을 위치에 장착한다(사진처럼 대략 상처로부터 손가락 4개 정도 떨어진 위쪽이 뼈가 남아있을법한 장소의 대략의 위치).

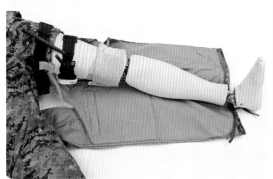

❺ 완성

긴박지혈법을 실시하는 사이에 구명지혈에 사용된 지혈대를 느슨하게 해 준다※. 느슨하게 해 준 지혈대는 뜻하지 않은 출혈에 대비해 느슨하게는 하되 아예 제거하지는 말자(옷을 추가로 자르거나 할 필요가 있다면 제거해도 된다). 이런 식의 처치는 가능하면 깨끗한 바지의 천 안쪽 위에서 실시하자. 흙 위에는 세균이 많기 때문에 가능하면 묻지 않게 한다.

※ : 만약 구명지혈용 지혈대를 느슨하게 했다가 출혈이 벌어진 경우에는 구명지혈용의 지혈대를 긴박지혈용 지혈대의 옆(몸통쪽)에 옮겨 2중으로 긴박지혈을 실시한다.

사지에서의
출혈 제어
플로차트 (흐름도)

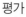
부상!

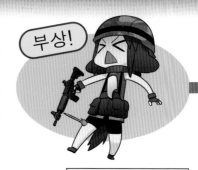

평가
· 입은 옷을 잘라 상처를 노출
· 물로 씻어 상처 상태를 파악
· 어떻게 처치할지 판단

이머전시 밴디지
(필요하다면 붕대형 지혈제 사용)

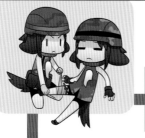

유효
구명지혈대를
느슨하게 해도
출혈이 없다

구명지혈대를 느슨하게

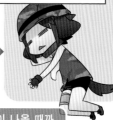

무효
구명지혈대가 느슨해지면 출혈

감염의 영향이 나올 때까지 6시간 Buy the time

긴박지혈

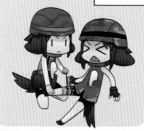

골절부위의 안정화

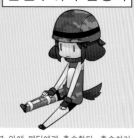

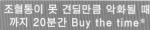
조혈통이 못 견딜만큼 악화될 때까지 20분간 Buy the time※

20분 안에 메딕에게 후송한다. 후송하기 전에 골절부위를 고정(안정화)해 한자가 후송에 견딜 수 있게 해 준다.

※: 구명지혈의 시간적 제약(20분)은 일단 느슨하게 한 시점에서 리셋된다고 생각해도 좋다. 다시 긴박지혈을 하면 20분의 시간적 제약이 생긴다. 참고로 긴박지혈을 느슨하게 해서는 안된다. 붕대형 지혈제에 의한 직접압박 지혈을 실시해도 지혈이 안될만한 출혈을 제어하는 지혈대는 느슨하게 하면 단숨에 피가 뿜어져 나와 혈압이 저하되어 사망에 이를 우려가 있다.

여기까지 해설한 것을 기초로 사지에 소총탄을 맞았을 때의 경우에 어떻게 대응할지 순서를 플로차트 형식으로 해설했다. 우측 대퇴부에 소총탄을 맞았다고 가정해 보자.

구명지혈

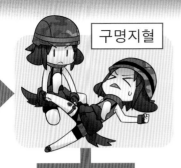

유효 피가 멎었다	무효 피가 계속 난다

조혈통이 못 견딜만큼 악화될 때까지 20분간 Buy the time

긴급 간접 압박지혈로 시간을 번다

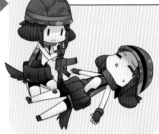

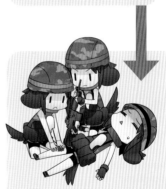

간접압박 지혈과 붕대형 지혈제를 함께 써 지혈을 시도한다

통증의 관리

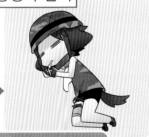

신경손상이 일어날 때까지 3시간 Buy the time

지혈대 장착이 6시간 이상 계속될 경우에는 크러시 증후군과 마찬가지 요령으로 처치한다.

· 정셔널 토니켓(접합지혈대)으로 출혈제어
· 메딕에 의한 처치를 받는다

97

●피를 흘린다면, 일단 구명지혈

대퇴부에 소총탄을 맞아 대퇴동맥/대퇴정맥 모두가 절단된 경우, 3분이면 사망한다. 먼저 부상당한 다리의 밑둥(고관절부) 바로 아래에 지혈대를 하나, 옷 위에서 조여 출혈을 제어한다 (구명지혈). 구명지혈을 완료하면 곧바로 엄폐물에 숨는 등으로 자신과 부상자의 안전을 확보하고 지혈효과를 평가한다.

●구명지혈이 효과적일 경우

허벅지 뼈가 건재하고 지혈이 이뤄졌다면 바지를 잘라 '직접압박 지혈'을 시도해 본다. 지혈대(구명지혈)는 조혈통 때문에 20분밖에 유지할 수 없다. 직접압박 지혈이 효과적이라면 감염의 영향이 드러나기까지 6시간, 추가적인 치료를 할 시간을 벌 수 있다. 참고로 구명지혈대는 만의 하나에 대비해 느슨하게는 해도 다리에서 제거되지는 말자.

직접압박 지혈도 효과적이지 못할 때는 긴박지혈에 의한 출혈제어가 필요하다. 긴박지혈에 의한 조혈통은 버틸 수 없을 때까지 20분. 짧게나마 시간을 벌 수 있다.

20분 이내에 메딕이 있는 곳으로 데려가 마취를 할 필요가 있다. 골절부위에 부목을 대어 고정해 이동에 견딜 수 있도록 '안정화'를 실시한다(안정화 방법은 119페이지 참조). 부목으로 쓸만한 것이 없을 때에는 소총을 쓰거나 다치지 않은 쪽 다리에 묶는등의 방법도 있다. 들것으로 옮기면 심하게 흔들리므로 골절부위를 고정하지 않으면 출혈이 진행되어 사망할 우려가 있다. 또 충격으로 긴박지혈이 풀려 출혈이 다시 진행될 경우도 있다.

메딕에게까지 보내어지면 펜타닐 사탕등의 마취를 사용해 통증의 관리(완화)가 이뤄진다. 조혈통이 관리되면 신경손상등이 발생할 때까지 3시간 동안 긴박지혈을 계속한다. 그 사이에 외과수술등의 결정적 치료를 받아야 한다.

●구명지혈의 효과가 없을 경우

만약 총탄에 의해 대퇴부(허벅지)가 고관절 부근까지 파괴된 경우에는 구명지혈은 효과가 없다. 이 경우 곧바로 동맥의 상류에서 혈류를 제어해야 한다.

앞 페이지 플로차트에서는 골반쪽을 개머리판으로 눌러 체중을 실어서 대퇴동맥을 압박하는 '긴급 간접압박 지혈'을 시도하고 있다(긴급 간접압박 지혈의 방법은 126페이지 참조). 긴급 간접압박 지혈은 사람이 계속 필요하므로 부대전력이 저하된다. 또 체력소모가 심하므로 오래 지속할 수 없다. 이 때문에 정셔널 토니켓(접합지혈대)등의 전용 기구나 응급자재(주변에 있는 적당한 것)에 의한 간접 압박지혈을 실시하고 그와 병행해 붕대형 지혈제에 의한 직접압박 지혈도 시도한다.

부상 부위별 지혈 / 응급처치법

●위험 레벨에 맞는 구급처치의 선택

지혈대 및 이머전시 밴디지에 의한 사지로부터의 출혈제어에 이어, 여기서부터는 다양한 부상을 가정한 지혈/응급처치법을 해설해 보겠지만, 그 전에 전투구호에서의 "당장 처한 상황과 실시 가능한 처치"의 관계에 대해 미국에서 사용하는 "하트포드 컨센서스"를 통해 설명해보자.

전투중에 부상을 입을 경우, 그 부상자를 구하기 위해서는 부상자와 구조자가 얼마나 위험한 지 그 레벨을 판단해 그 위험 레벨에 맞는 행동을 해야만 한다. 부상자가 발생했다는 것은 바로 "위험이 있다"것을 뜻한다는 사실을 잊어서는 안된다.

●하트포드 컨센서스

위험 레벨에 맞춰 어떻게 할 지에 대해 미국에서는 군이나 경찰, 구급의료기관등의 각 기관 및 국민들이 공통적으로 적용하도록 결정된 "하트포드 컨센서스"라는 행동지침이 있다. 이것은 앞에서 언급한 "Call-A-CAB-N-Go-Hot"의 기본이 되기도 했다.

테러나 총기난사 사건등의 위협에 대처 원칙은 각각의 머릿글자를 따 THREAT라는 단어로 표현한다(Threat는 그 자체가 '위협'이라는 뜻이기도 하다).

여기에 더해 위험 레벨을 3단계로 나눠 각각의 단계에서 해야 할 일들을 이해해야 한다. 참고로 이 행동지침은 여기서 소개할 다양한 지혈 및 응급처치법을 실제로 실행할 때에도 당연히 해당된다.

◆THREAT

Threat suppression : 위협의 제압
Hemorrhage control : 출혈 제어
Rapid Extrication to safety : 신속한 안전지대로의 탈출 및 구조
Assessment by medical providers : 의료종사자에 의한 평가
Transport to definitive care : 결정적 치료를 받기 위한 후송

절대적 위험영역
Hot Zone

대처해야 할 눈앞의 위험/위협이 존재하므로 구조자가 양손을 응급처치에 쓰지 못할 상황.

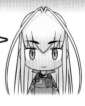

부상자가 발생했다는 것은 '위험이 그곳에 있다'는 이야기이므로 구조자는 위험도에 맞는 구명법을 고를 필요가 있습니다.

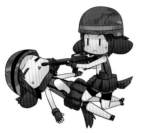

정강이나 무릎을 사용한 긴급 간접압박 지혈

사지의 부상이라면 총에 맞은 팔다리에 지혈대를 설치

중간적 상황
Warm Zone

구호태세를 정비하고 장비와 인력을 모은다.

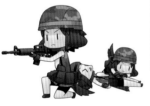

무효

유효

손가락이나 탄창, 개머리판등을 이용한 긴급 간접압박 지혈 (어깨관절 부근의 피탄, 골반의 피탄시에도 실시)

상대적 안전환경
Cold Zone

당장의 위험은 없고, 구호자가 전투나 경계에 종사할 필요가 없다. 부상자 집합소(CCP)는 이런 환경에 설치된다.

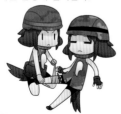

· 붕대형 지혈제 겸용, 직접압박 지혈
· 접합지혈대나 응급자재에 의한 간접압박 지혈
· 이불등으로 감싼 보온
등등

· 붕대형 지혈제 겸용, 직접압박 지혈방법으로의 지혈방법 전환
혹은
· 긴박지혈&통증관리

•3단계 위험 레벨

◆절대적 위험환경: Hot Zone

자신과 부상자가 직접적인 위험에 직면해 있기 때문에 일단 살아남아서 치명적인 대량출혈을 제어해 당장 출혈로 사망하는 사태를 막는다.

여기서 해야 할 일은 Threat suppression(위협의 제어)이며, 총의 조작이나 위협의 제어, 수색, 감시를 위해 양손을 써야 할 상황이다. 이 단계에서 해야 할 구급처치는 "상황의 인식 (See Something)"으로, 두 손을 쓰지 못하는 상황에서 무릎이나 정강이등을 사용해 출혈을 제어한다(손을 쓰지 않는 긴급 간접압박 지혈 등).

◆중간적 상황: Warm Zone

엄폐물 뒤로 피하는 등 직접적인 위험은 어느 정도나마 피할 수 있는 상황이 되었다면 Hemorrhage control(출혈의 제어)와 Rapid Extrication to safety(안전을 위한 신속한 탈출과 구조)를 실시해 생명에 닥친 위기의 회피와 탈출, 구조를 위해 "할 수 있는 일을 한다 (Do something)".

구조자 자신이 직접 위험에 대처할 필요는 없기 때문에 두 손을 사용하는 긴급 간접압박 지혈이나 지혈대를 이용한 구명지혈등을 이 상황에서 실시한다. 또 지원을 부르고 인원을 모아 탈출 준비를 한다.

참고로 TCCC※에서는 위의 절대적 위험환경과 중간적 상황을 합쳐 "Care Under Fire(전투 상황에서의 처치)" 단계라고 부른다.

◆상대적 안전환경: Cold Zone

당면한 위기를 회피했다면 Assessment by medical providers(의료종사자에 의한 평가), 즉 메딕(의무병)에 의한 응급처치를 받아 "Transport to definitive care(결정적 치료를 받기 위한 후송)을 실시해야 한다. 치명적인 출혈은 병원에서 수술을 받아야 비로소 지혈이 완료되기 때문이다.

이 단계에서 해야 할 것은 "생존 이후를 위한 개선(Improving Survival)"이다(손발을 최대한 길게 남기기 위해 지혈대를 고쳐 설치하는 등).

※ : TCCC에 대해서는 15페이지를 참조

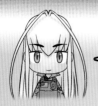

이 페이지부터는 머리부터 다리까지, 부위나 상황에 맞춘 응급처치법을 소개합니다. 처치는 이머전시 밴디지를 중심으로 다양한 도구를 사용해 이뤄집니다.

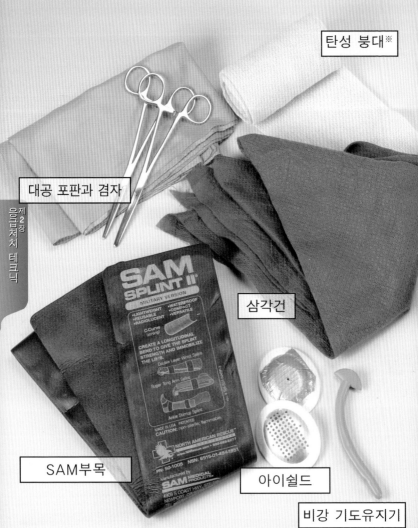

탄성 붕대※

대공 포판과 겸자

삼각건

SAM부목

아이쉴드

비강 기도유지기

※ : 탄성 붕대란 탄력과 신축성이 있는 붕대. 이머전시 밴디지의 붕대 부분도 신축성이 있어서 비슷하게 쓸 수 있다. 이 책에서도 이머전시 밴디지를 탄성 붕대로 사용하는 예가 몇가지 있다.

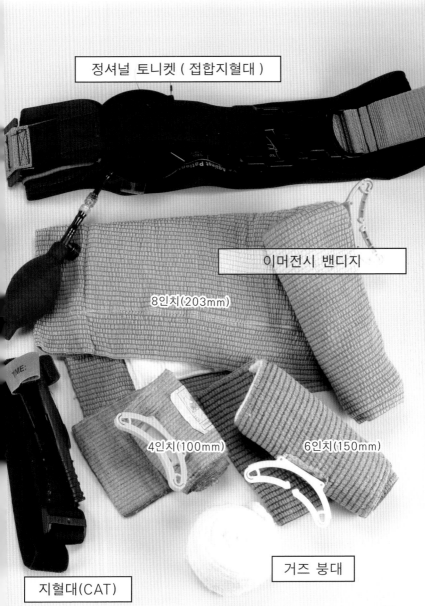

정셔널 토니켓 (접합지혈대)

이머전시 밴디지

8인치(203mm)

4인치(100mm)

6인치(150mm)

지혈대(CAT)

거즈 붕대

머리의 외상 – 바튼법
(예 : 아래턱의 부상)

머리, 얼굴의 상처는 여기서 소개하는 바튼(Barton)법을 사용해 어디에도 붕대(이머전시 밴디지)를 감을 수 있다.

머리의 이마~후두부에 걸쳐 머리띠를 감을 때 감싸지는 그 부분이 머리에서 가장 단단하고 동요가 없는 안정된 부분이다. 여기에 붕대를 감을때 쓸 "받침대"를 만들어 출혈부위에 압박력을 가하거나 동요하는 부위를 고정한다. 아래의 사진들은 손상 혹은 골절된 하악(아래턱)을 진통과 상태 악화의 방지를 위해 위턱에 고정하는 방법이다. 이 방법을 기억한다면 귀, 눈, 코, 후두부 등에 조금만 붕대를 감는 방향을 바꿔도 대응이 가능하다.

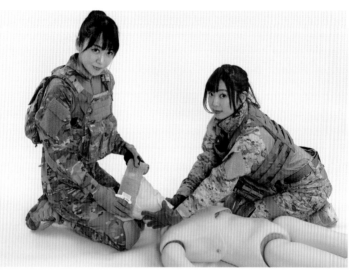

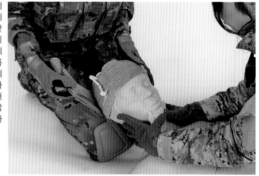

❶ 이머전시 밴디지의 컴프레션 바(압축용 막대)는 정수리에 놓고 두번 쯤 감아서 안정된 받침대를 만든다(막대는 상처 위에 놓지 않는다). 누운 부상자에게 붕대를 감을 때에는 머리를 양 무릎 위에 올리고 보조자에게 두 손으로 머리를 붙잡게 하면 좋다. 이머전시 밴디지의 거즈 부분은 상처에 직접 닿지 않게 해야 하므로 멸균 거즈를 하악의 상처 부위에 따로 댄다.

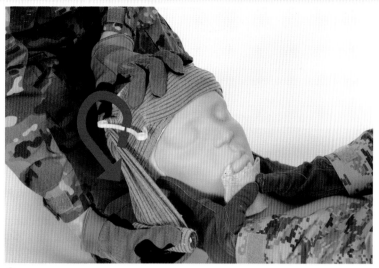

❷ 컴프레션 바에 걸어 당겨(밑을 통해 꿰어 막대의 한쪽 끝에서 한 바퀴 돌린다), 붕대 방향을 턱 쪽으로 바꾼다.

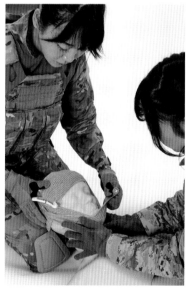

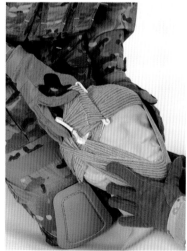

❸ 옆방향으로 방향을 바꾼 붕대로 하악을 감 싸듯 말아준다. 턱이나 머리 위를 감싸듯, 귀는 들을 수 있도록 피하면서 붕대를 감는다.

❹ 하악에 붕대 감기가 끝나면 다시 컴프레션 바에 붕대를 걸어 머리띠를 감듯 방향을 바꿔 클 로저 바(마무리 막대)로 붕대의 끝을 고정한다 (참고로, 기도가 열려있지 않을 때, 혹은 기도를 계속 열린채 유지하지 못할수도 있다 싶을 때에 는 이 방법을 사용해서는 안된다).

경부의 외상 - 사가미하라 식

●삼각형을 노려라

범죄자끼리 통하는 말 중에 "Aim for the triangle(삼각형을 노려라)", 혹은 "White triangle of death(죽음의 흰 삼각형)"이라는 말이 있다.

제복 경찰관의 옷깃 아래에 보이는 속옷의 흰 세모꼴을 공격하면 상대가 높은 확률로 죽을거라는 뜻이다. 목에는 기관, 경추, 경동맥이나 경정맥이 있어 부상당하면 아무리 작은 부상으로도 치명상이 되어버릴 가능성이 있다.

2016년 7월에 일본에서 발생한 사가미하라 장애자시설 살인사건에서는 범인은 겨우 한 시간 사이에 45명의 목을 칼로 그어 1명당 2분도 걸리지 않고 깊이 4~5cm에 달하는 치명상을 입히고 19명을 사망에 이르게 하는 대참사를 유발했다. 이 사건은 전 세계에 충격을 주어 목에 받은 치명상에 대한 지혈법을 열심히 연구하는 계기가 되었다. 여기서 소개하는 '사기마하라' 식 지혈법은 이 뼈아픈 사건의 교훈에서 태어난 것이다.

●부상의 상황

경동맥은 상당히 굵으므로 부상을 당하면 피가 분수처럼 나올 뿐 아니라 부상당한지 2~3분 이내에 혈종(대량의 혈액이 머물러 굳으면서 혹 모양이 된 것)이 기도를 압박-폐색시켜 질식에 이르게 할 수도 있다.

또한 기도내의 출혈, 기도의 파열등도 일어날 수 있다. 방탄 베스트(플레이트)를 착용할 경우, 플레이트에 명중한 탄환의 파편이나 명중의 충격으로 깨져나간 플레이트의 소재인 세라믹 파편(강철의 3배 단단하다)이 목에 상처를 입히는 경우도 드물지 않다고 알려져 있다. 만약 관통물(목을 찌르는 이물질)이 있으면 움직이지 않도록 안정화한다(안정화 방법은 131페이지). 기도를 막을 우려가 있을 경우는 그 관통물을 제거해야 하지만, 그렇지 않은 경우라면 그대로 고정시킨다.

●공기의 침입을 저지한다

경부의 출혈에 수반하는 상처는 혈관이 끊어져 개방된 곳에서 공기가 유입되면서 뇌, 심장, 폐의 공기색전(기포에 의해 혈관이 막힘)을 유발할 우려가 있다. 혈관 속에 공기가 들어가면 소량의 경우 혈액에 녹지만 많은 경우 기포가 되어 혈류를 막고, 결국 혈액이 흐르지 못하게 된다. 중증이 되면 뇌경색이나 급성 순환장애를 초래해 출혈에서 목숨을 건져도 나중에 사망이나 후유증등의 문제를 유발할 수 있다. 목을 다쳤다면 곧바로 공기가 혈관 안에 침입하지 않도록 공기가 통하지 않는 비닐 소재등으로 상처를 밀폐해야 한다.

목의 지혈도 사지와 마찬가지로 단단한 뼈에 혈관을 눌러서 출혈을 제어한다. 물론 목을 그대로 졸라서는 안되는 만큼 이머전시 밴디지와 같은 탄성 붕대로 감을 경우에는 부상한 부위와는 반대쪽의 겨드랑이 위를 거쳐 압박고정한다.

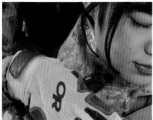

❶ 먼저, 목의 상처를 붕대의 포장용 비닐등 공기가 통하지 않는 소재로 밀폐한다. 다음으로 목을 수직으로 유지하고 상처와 반대쪽의 팔을 자신의 머리에 기대듯 올린다(본인이 그럴 힘이 없으면 도와준다). 보조자는 엄지손가락으로 부상자의 총경동맥의 심장쪽을 경추방향으로 압박해 출혈을 조금이라도 억제한다.

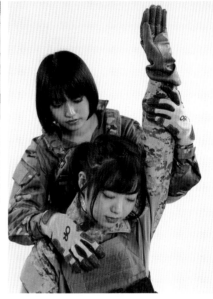

❷ 목의 상처와 반대쪽 팔의 최단거리에 이머전시 밴디지등의 탄성 붕대를 감는다.

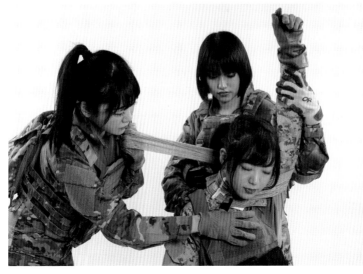

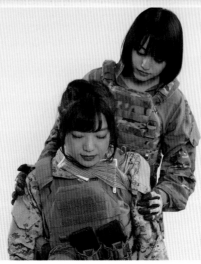

❸ 올렸던 팔을 내린다. 탄성 붕대가 늘어나 강한 압박력이 생겨 상처 위아래의 혈관들이 눌리기 때문에 출혈이 제어된다.

◆ 플레이트 케리어에 의한 고정

팔이 올라가면 압박력이 약해지면서 지혈효과가 사라진다. 누워서 자는 상태에서는 쉽게 팔이 올라가기 때문에 아래 방향으로 팔을 고정시킬 필요가 있다. 플레이트 케리어 안에 팔을 넣는 것이 가장 간단하고 빠르게 팔을 고정하는 방법이다. 또한 전투복의 단추를 풀어 팔을 찔러넣은 다음 소매를 안전핀으로 고정하는 방법도 있다.

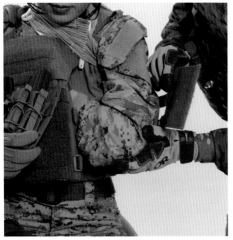

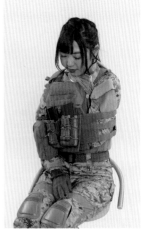

◆ 삼각건에 의한 고정

반으로 접은 삼각건의 꼭지점을 어깨쪽으로 두고 아랫단 중앙을 팔꿈치에 댄 다음 반대쪽의 겨드랑이 아래를 통해 묶는다(삼각건이 부상한 팔을 감싸듯 묶는다). 삼각건의 상하를 바꾸면 불안정해지므로 주의할 것.

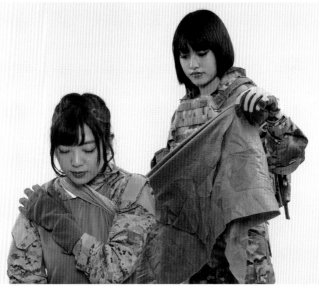

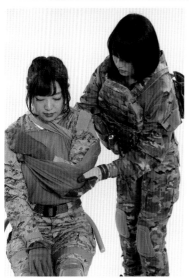

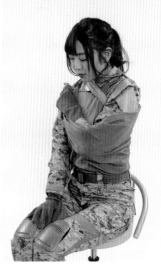

눈의 부상 – 아이쉴드에 의한 보호
(예 : 왼눈의 손상)

눈을 다쳤을 경우 안구가 부어서 부풀어 오른다. 안구의 위로부터 강한 힘을 가해 붕대를 감으면 그 압력에 안구가 부풀어오르는 압력이 더해져 안구가 손상당할 우려가 있다. 그래서 아이쉴드를 이용한다. 아이쉴드는 필요 이상의 압박이 눈에 가해지지 않도록 붕대의 압력을 이마와 광대뼈로 분산시킨다.

눈은 좌우가 함께 움직이므로 한쪽 눈만 다쳤을 경우에도 안정을 취하기 위해서는 양눈에 붕대를 해 줘야 한다. 하지만 전장이나 재해현장에서 양눈 모두를 덮어버리면 부상자는 행동할 수 없게 된다. 그래서 멀쩡한 눈이 "움직이지 않으면서 시력은 확보"할 수 있도록 아이쉴드에도 나름 아이디어가 더해졌다.

아이쉴드에는 안구 파손방지, 안구의 안정, 시력의 교정의 세가지 효과가 있다. 아이쉴드의 중심에 작은 구멍이 뚫려있어 핀홀(바늘구멍) 원리에 의해 안구의 초점조정폭이 조금 확장되기 때문에 만약 안경이 망가졌거나 잃어버린 경우에는 임시방편으로 시력교정에도 사용하는 것이 가능하다.

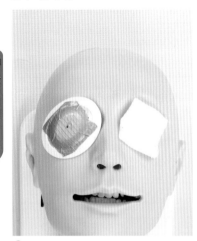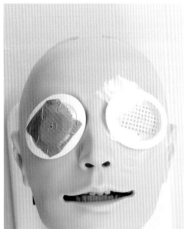

❶ 멀쩡한 눈 쪽에 가운데만 핀홀(바늘구멍)이 뚫린 아이쉴드를 얹는다. 이렇게 해야 안구의 움직임이 고정된다. 다음으로 부상당한 눈 위에 젖은 거즈를 얹고 다시 그 위에 마른 거즈를 얹는다. 안구는 젖어있어야 하는 부위다. 젖은 거즈로 보습효과를 유지하고 마른 거즈로 고정하는 것이다. 젖은 거즈가 마르지 않도록 비닐로 덮고 그 위에 아이쉴드를 얹는다.

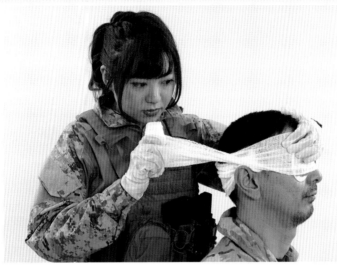

❷ 올이 성긴 거즈 붕대로 양쪽의 아이쉴드를 감싸듯 뒤통수에 감아서 고정시킨다. 양 귀의 청력 유지를 위해 귀를 막지 않도록 조심해서 붕대를 감는다.

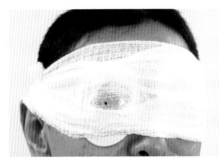

❸ 거즈 붕대로 양쪽의 아이쉴드 고정이 끝나면 거즈 붕 대를 최대한 벌려서 건강한 눈 쪽의 아이쉴드에 뚫린 구 멍을 통해 바깥을 볼 수 있도록 한다. 이렇게 해서 건강한 안구가 고정되면서도 시력은 확보할 수 있게 된다.

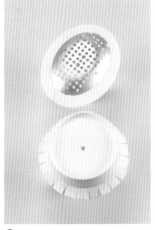

❹ 아이쉴드가 없을 경우에는 종이컵 의 바닥을 대신 쓸 수도 있다.

경추의 손상 – 목의 안정화

최근의 전투차량은 IED나 지뢰에 대한 방어력을 높이고 있으나 그래도 폭발의 충격으로 승무원이 천정에 머리를 부딪혀 목(경추)를 다치는 사례가 많다. 이런 경우에 실시되는 경추의 고정(안정화) 방법을 해설한다.

◆X칼라(경추보호기)에 의한 고정

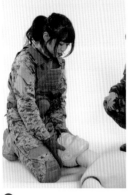

❶ 부상자 본인이 가장 편한 상태로 목 위치를 둘 수 있도록 보조자가 머리를 든다.

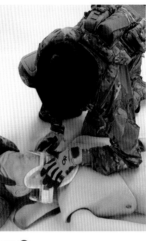

❷ 구호자는 자신의 팔로 안정시킨 상태로 X칼라를 부상자의 목에 감는다. 방법중 하나로는 부상자의 흉골(가슴뼈)에 아래팔을 밀착시키는 방법이 있다. 또한 부상자가 자고 있을 경우에는 지면에 팔꿈치를 대도 좋다.

❸ 부상자가 가장 편안한 상태에서 목이 고정되도록 X칼라의 각부를 조정한다.

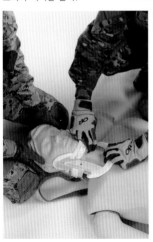

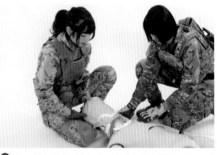

❹ 완료. 앉은 상태로 잠을 자도 될 만큼 쾌적해진다. 참고로 목이 고정된 상태로 옆으로 누우면 구토등으로 목이 막힐때 환자 자신은 아무것도 못하고 질식사해버릴 가능성이 있다. 목이 고정된 부상자로부터는 눈을 떼어서는 안된다.

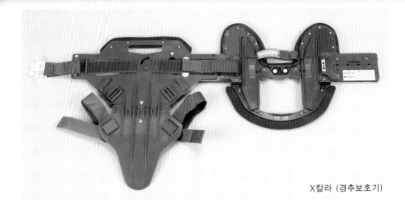

X칼라 (경추보호기)

◆SAM부목에 의한 고정

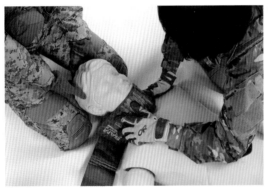

❶ SAM부목의 접히는 선 가장자리에 부상자의 턱을 얹는다(얹기 쉽도록 약간 만져준다). X칼라와 마찬가지로 머리 부분을 붙잡아 주도록 SAM부목을 목에 감아준다.

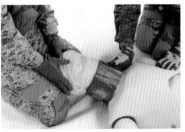

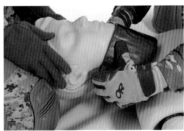

❷ SAM부목의 끄트머리를 테이프로 고정한다. 여기에 더해 SAM부목과 목 사이에 손가락을 넣어 SAM부목을 요철 형태로 잡아주는 것으로 경추가 더 안정될 수 있게끔 조절해준다. 익숙해지면 X칼라와 마찬가지로 자유롭게 고정할 수 있게 된다. 한편으로 SAM부목을 사용하면 경추의 고정은 가능하지만 한번 장착하면 목 주변의 관찰이 불가능해지므로 손상의 유무나 경동맥의 확장등 장착전에 필요한 관찰을 끝마친 다음 신속하게 X칼라로 바꿔준다.

팔의 긴급압박 지혈
(예 : 좌 상완 부상)

눈 앞에 닥친 위험이 있고 양손으로 총의 조작등을 해야 하는 때의 긴급 간접압박 지혈법. 이 동작으로 반격, 경계, 부상부위의 평가, 지혈을 동시에 할 수 있다.

자신의 정강이로 부상자의 팔을 눌러봐서 상완골이 아직 멀쩡하다면 지혈대를 사용할 수도 있다. 만약 상완골이 파괴된 경우라면 탄창이나 양 손의 손가락을 이용하는 간접압박 지혈법을 시도해 본다.

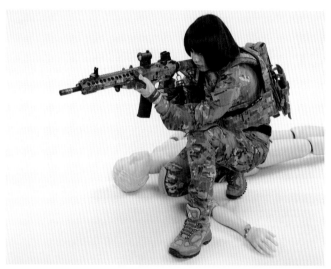

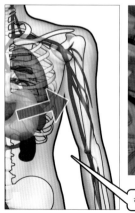

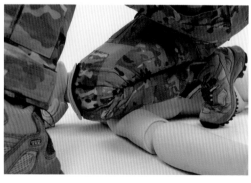

허벅지등으로 상완동맥을 상완골쪽으로 압박

상완골이 분쇄되어 지혈대를 쓸 수 없을 경우의 간접압박지혈

상완골에 탄이 명중한 경우, 어깨관절 부근까지 뼈가 깨져
버려 지혈대를 못쓰게 되는 경우도 적지 않다. 이럴 경우,
피부에서 비교적 얕은 부분을 지나는 굵은 동맥인 겨드랑
동맥(겨드랑이 밑의 동맥)을 압박하는 간접압박 지혈법을
통해 출혈을 제어한다.

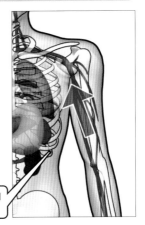

겨드랑이 동맥(겨드랑이 아래의
동맥)을 몸 안쪽을 향해 압박

◆ 손가락으로 압박하는 방법

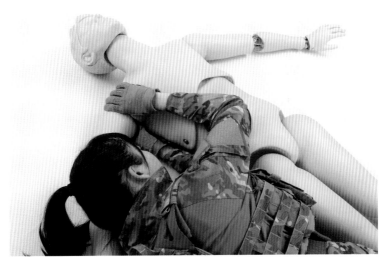

양손의 엄지손가락을 겨드랑이 아래에 넣어 겨드랑이 동맥을 압박한다. 이 방법은 낮은 자세에서
도 가능하기 때문에 위험 환경에서도 실시할 수 있다. 다만 양손을 쓰므로 반격이 안되는 만큼 조
금이라도 더 낮은 자세를 유지해야 한다.

◆거즈 붕대를 사용하는 방법

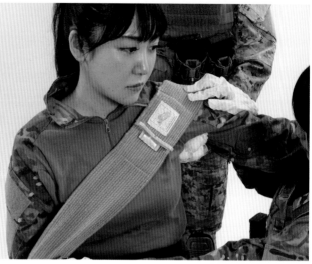

❶ 겨드랑이에 거즈 붕대를 쑤셔넣어 이머전시 밴디지로 압박해 지혈하는 방법. 겨드랑이 동맥을 압박하는 간접압박 지혈은 다음에 소개하는 쇄골하동맥을 압박하는 지혈법보다 적은 재료를 이용해 쉽게 실시할 수 있다.

❷ 어깨나 가슴 주변을 붕대로 감을 때에는 "8자법"을 기억하면 좋다. 사진에서는 왼쪽 어깨부터 오른쪽 겨드랑이를 지나는 원과 왼쪽 어깨부터 왼쪽 겨드랑이를 지나는 원, 두 개의 원이 "8"자를 그리듯 붕대를 감는다.

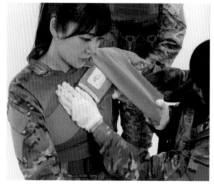

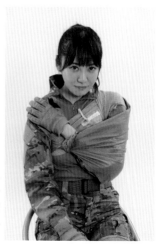

❸ 붕대로 압박한 위에 추가로 왼쪽 상완(윗팔)을 왼쪽 겨드랑이쪽으로 조여 압박력을 높인다. 사가미하라식 고정법과 마찬가지로 좌 상완이 왼쪽 겨드랑이에 밀착하도록 삼각건으로 고정한다. 이 방법은 IFAK2의 내용물만으로도 할 수 있기 때문에 팔이 남아있으면 이 방법을 먼저 실시한다. 만약 이것으로도 안 된다면 다음의 쇄골하동맥을 압박하는 방법을 택한다.

상완이 뿌리채 떨어진 경우의 간접압박 지혈

부상자의 팔이 어깨 관절 부근부터 떨어져나간 경우, 지혈대를 묶을 팔 자체가 없는걸로 끝나지 않고 앞서 언급한 겨드랑이 동맥을 압박하는 간접압박 지혈법도 거의 불가능해진다. 그래서 쇄골 아래쯤을 지나는 쇄골하동맥을 탄창등 단단하고 적당한 폭이 있는 물체(스마트폰등도 좋다)을 사용해 구호자가 체중을 실어 견갑골쪽에 강하게 압력을 가한다. 이 방법으로 시간을 버는 사이에 정셔널 토니켓(접합지혈대)이나 압박붕대(이머전시밴디지)와 거즈를 이용, 사람의 손을 떼어도 되는 간접압박 지혈의 준비를 실시한다.

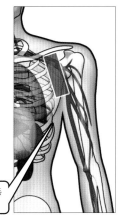

탄창등을 쇄골 아래의 쇄골하동맥을 견갑골 방향으로 압박

◆ 손으로 압박하는 방법

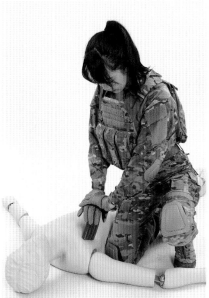

탄창을 양손으로 지탱해 체중을 실어 쇄골하동맥을 견갑골쪽으로 강하게 압박한다. 쇄골하동맥은 깊은 곳을 지나기 때문에 힘이 많이 필요하고 쉽지 않다.

쇄골하동맥을 압박하려면 탄창 바닥의 짧은 쪽을 쇄골 아래에 대고 긴 쪽을 조골(갈비뼈)에 대해 세로 방향으로 닿게 한다. 부상자의 흉부 정면에서 봤을 때 "八자"의 한쪽 면처럼 보이는 각도를 유지한다.

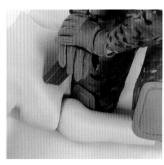

◆압박붕대를 사용하는 방법

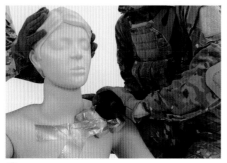

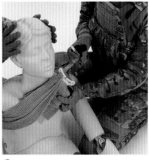

❶ 사람의 손으로 쇄골하동맥을 압박하는 것은 힘들어서 오래 지속될 수 없으므로 재빨리 정셔널 토니켓이나 다른 응급 재료를 이용하는 방법으로 전환한다. 먼저 응급 재료를 이용하는 방법을 해설한다. 크기로만 따지면 AR용 20연발 탄창이 적당하다. 너무 높이가 있으면 고정이 어렵기 때문이다. 탄창을 둘둘 감은 붕대로 감싼 뒤 덕트 테이프(배관용 테이프)로 고정한다.

❷ 8자 형태로 붕대를 감아 탄창을 고정한다. 마지막으로 탄창의 맨 위에서 클로저 바를 붕대 아래로 꿰어 지혈대의 막대를 감아 고정하는 요령으로 조여 탄창에 가해지는 압력을 높인다.

◆정셔널 토니켓(접합지혈대)

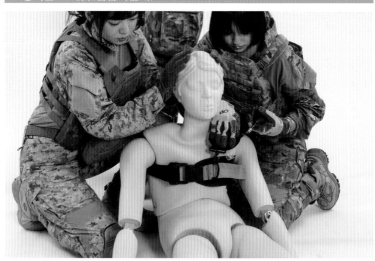

정셔널 토니켓은 이번과 같은 일반적인 지혈대−지혈법으로는 지혈이 어려운 부위의 출혈을 제어할 목적으로 개발된 기구이다. 쇄골하동맥의 간접압박 지혈 외에도 뒤에 서술할 대퇴동맥의 간접압박 지혈이나 골반골절의 안정화등에 사용할 수 있다.

골절부위의 안정화 (SAM 부목)

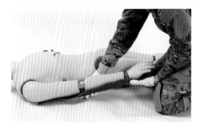

❶ SAM부목처럼 자유로이 형태를 바꿀 수 있는 부목은 먼저 부상을 받지 않은 쪽 부위로 '모양'을 잡는다. 총상, 폭상에 의한 골절은 손상이 심하므로 원래의 형태를 알기 힘든 경우조차 많다.

총상, 폭상에 의한 골절은 움직이면 아픈 것은 당연하거니와 부러진 부위가 움직이면서 주변조직이나 신경, 혈관이 손상된다. 전장에서는 바퀴가 달린 들것을 기대할 수도 없고, 끌려다니거나 심하게 흔들리는 등 평시에는 생각도 못할 상태로 옮겨진다. 그래서 환자를 옮기기 전에 상황이 허락하는 한도 내에서 최대한 안정화를 시도한다.

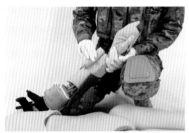

❷ 기본은 골절부위의 상하 두 관절을 고정하는 것이다. 부목을 고정하는 붕대는 팔다리의 앞쪽부터 체간 쪽을 향해 감는다. 혈류를 제한할 정도로 단단하게 감아서는 안되므로 주의(감은 다음 혈류를 확인한다). 손상부위나 지혈대는 그 뒤의 관찰이나 처치가 쉽도록 보기 쉬운 상태로 해 둘 것. 특히 지혈대는 장착여부를 한 눈에 알 수 있어야 한다.

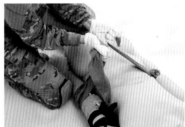

❸ 부목을 팔에 고정한 뒤 몸에 추가로 고정한다. 들것 운반이나 험한 길의 차량 후송은 생각보다 심하게 흔들리기 때문이다. 여기서는 삼각건으로 골절한 상완을 몸통에 묶었다.

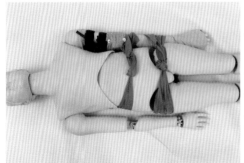

❹ 총상 응급처치의 완성형이라고 해도 좋을 사진. 몸통에 골절된 상완을 묶어둔 상태이지만 지혈대를 조작하기도 쉽게 되어있는 점에 주목할 것. 구호자가 직접 응급처치를 계속한다는 보장도 없는데다 부상자가 이대로 방치될 경우도 있다. 따라서 어디를 다쳤고 어떤 처치가 이뤄졌는지 한 눈에 알 수 있게 해 둬야 한다. 모포로 덮어둘 경우에는 외부에서 알 수 있게 표시한다. 이런 배려가 목숨을 살리는데 큰 도움이 된다.

복부의 부상 – 출혈과 장기 노출

◆ 장기 노출

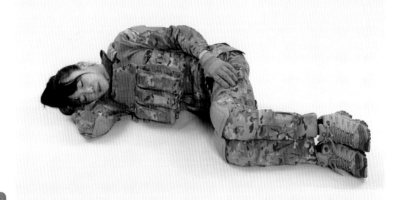

창자가 밖으로 노출된 경우에는 옆으로 누워 양 다리를 90도로 접어 배의 힘을 빼고(방탄 베스트를 착용한 상태에서 똑바로 누우면 플레이트의 중량으로 인해 장이 더 밖으로 나와버릴 수도 있다). 또 밖으로 드러난 장을 복강 속으로 되돌리면 감염증이 일어날 수도 있으므로 억지로 넣어서도 안된다. 젖은 거즈나 비닐등으로 덮은 뒤 복강 안으로 되돌아가지 않는 정도로 붕대를 감아둔다.

복막으로 둘러싸인 복강(배 내부)에는 혈액이 풍부한 간장과 비장, 소장, 대장등의 각종 장기가 존재한다. 복부는 갈비뼈처럼 지켜주는 뼈가 없으므로 관통성-비관통성 외상 어느쪽도 큰 손상으로 연결되기 쉽다.

복부외상에서 가장 위급한 것이 간장과 비장의 손상에 의한 혈액량 감소성 쇼크와 급성 복막염의 두 가지이다. 급성복막염은 교통사고등의 충격이나 총탄, 칼등에 의한 관통성외상등으로 복강내의 장기가 손상되어 내용물이 새어 나오는 것에 의한 염증이다. 복부를 누르면 통증이 심해지거나, 복부가 긴장되어 단단해지는 등의 증상은 급성복막염을 뜻하므로 최대한 빨리 병원 치료를 받게 해야 한다.

◆ 복부 출혈

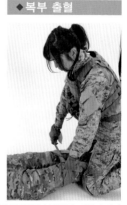

몸을 뻗으면 복강내압(배 속의 압력)은 올라가고 다리를 구부리면 낮아진다. 내장이 튀어나온 경우에는 압력을 낮추기 위해 다리를 구부리고 출혈의 경우에는 몸을 뻗어 복강내압을 높여서 혈류를 제어한다. 여기에 더해 양 무릎을 붙이(다리를 벌리지 못하게 하)면 압력은 더욱 높아지므로 삼각건등으로 발목과 무릎을 묶어 그 상태를 유지한다.

부상당해 구조를 기다린다

만약 부상당해 걸을 수 없게 되었다면 몸의 다친 쪽을 아래로 향해 옆으로 누워 구조를 기다린다. 의식을 잃으면 혀뿌리가 가라앉아 입 안의 피나 구토물등이 기도를 막아버릴 우려가 있지만 옆으로 누우면 이를 예방할 수 있다. 또한 현대에는 무거운 방탄 베스트 (방탄 플레이트)를 몸 앞뒤로 착용하기 때문에 똑바로 눕거나 엎드리면 그 무게로 호흡이 어려워지면서 몸 상태가 악화될 가능성도 있다. 옆으로 누워 플레이트를 안아서 그 무게를 지면으로 분산시키고 기둥처럼 활용하면 의외로 편하다. 훈련등의 상황에서 한 번은 경험해 볼 필요가 있다.

또한 흉부를 부상한 경우에는 방탄 베스트로 총탄을 막았다고 해도 명중시의 충격등으로 폐의 내부에서 출혈이 일어날 수도 있다. 겉보기에는 출혈이 없어도 부상당한 쪽을 아래로 해서 옆으로 눕게 해 구조를 기다린다.

◆회복체위

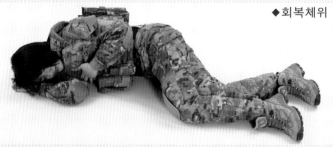

의식은 없어도 평소대로 호흡이 가능한 부상자는 기도가 막히거나 구토물로 기도가 막히는 등의 사태를 막기 위해 옆으로 눕는 자세를 취한다. 자세를 안정시키기 위해 부상자의 위쪽 무릎을 약 90도로 접어 앞으로 나오게 한다. 방탄 베스트를 입은 경우에는 플레이트가 기둥처럼 부상자의 몸을 지탱할 수 있게 하도록 해 둔다.

◆하이네스

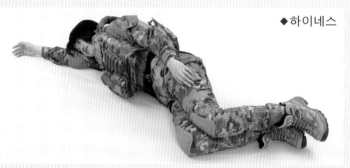

높은 곳에서 떨어지거나 자동차에 친 경우, 혹은 목과 허리의 사이에 총을 맞아 척추손상의 우려가 있을 경우 하이네스(HAINES: High Arm in Endangered Spine, 척추 손상의 위험상이 있는 경우의 상지거상 자세)를 취한다. 하이네스는 기도의 개통을 유지하면서 경추의 동요를 최소한으로 줄이는 회복자세이다. 부상자의 아래쪽 팔을 머리쪽으로 뻗어 그 팔에 머리가 얹히도록 몸을 돌려 옆으로 눕게 한 다음 양 무릎을 굽혀 안정시킨다.

골반을 부상당할 때의
골반 동요 안정화와 간접압박 지혈

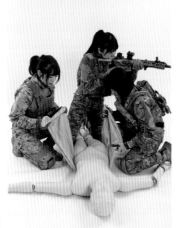

골반이 골절되면 1,000~4,000ml의 출혈이 우려되므로 신속하게 출혈을 제어해 안정화시킬 필요가 있다. 위험지역에서는 양 무릎으로 부상자의 무릎을 모아서 펴 놓는 것으로 한정적이나마 출혈을 제어할 수 있다. 정셔널 토니켓(접합 지혈대)같은 전용 기구로 지혈하는 편이 낫지만 사진처럼 대공식별판(대공포판)※등의 천을 사용하는 비상용 시트 래핑법도 효과적이다.

❶ 한 사람은 자신의 무릎으로 부상자의 무릎을 한데 모으고 펼치는 것으로 출혈을 제어. 그리고 총을 잡고 경계한다(위험지역의 경우). 구호자 두 명은 큰 천(사진은 대공포판)을 부상자의 아래로 밀어넣는다(대퇴부 아래쪽 쯤에서 밀어넣으면 처치하기 쉽다).

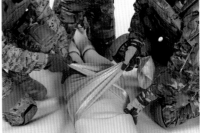

❷ 허리의 가장 폭이 넓은 부분(대퇴부대전자: 고관절)을 감싸듯 구호자 두 명이 서로 반대편의 천 끝을 잡고 골반의 곡선을 따라 세게 당겨준다.

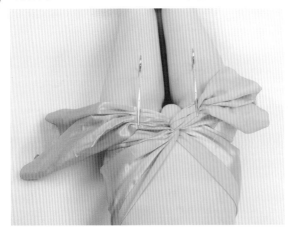

❸ 응급처치자 두 사람은 천을 한번 꼬아서 끝을 반대편에게 건네준 다음 겸자로 양쪽을 고정한다. 겸자가 없다면 안전핀등으로 천의 양 끝을 각각 다섯 군데쯤 단단하게 고정시킨다. 골반을 다친 부상자를 들것등으로 옮길 경우에는 몸의 회전을 한 번만으로 제한하는 것이 좋다.

※ : 대공포판이란 지상에서 항공기에 색상으로 신호를 보내기 위한 천이다.

수혈/수액에 의존하지 않는 '자기수혈법'

자신의 혈액을 이용, 수혈이나 수액과 같은 효과를 얻어 순환혈액량 감소성 쇼크나 혈액분포 이상성 쇼크로부터 임시로 벗어나는 방법. 탄성붕대로 손발의 끝부터 몸의 중심을 향해 세게 감아주는 것으로 팔다리에 있는 혈액을 소 젖을 짜듯 심장쪽으로 흐르게 한다. 양팔 양다리를 사용하면 1,000㎖의 수혈과 같은 효과를 얻는다(감수자 주: 우리나라에서 흔히 말하는 「자가수혈」, 즉 자기 피를 미리 뽑아 보관했다 수혈하는 것과는 다르다). 수액은 몸에 바늘을 꽂는 의료행위라 메딕만이 가능한데다 수액의 양도 한계가 있다. 또 수액에 의해 혈액이 옅어지면 출혈을 멈추기 어렵다. 이 방법은 부상자 자신의 혈액을 몸 안에서 옮길 뿐이므로 누구라도 할 수 있고 피도 옅어지지 않는다.

손목이나 발목을 탄성붕대나 신축성이 있는 긴 양말등으로 몇번 감아 기본틀을 만든 다음 체간쪽을 향해 강하게, 고관절이나 어깨쪽까지 죽 감아준다. 물론 붕대로 감긴 팔다리는 혈액순환이 방해되므로 지혈대만큼 짧은 시간동안은 아니라도 오랫동안 이 상태를 유지해서는 안된다. 어디까지나 응급적인 수단일 뿐이다. 구체적인 시간적 제약은 붕대의 소재나 감는 방법등에 따라 다르다.

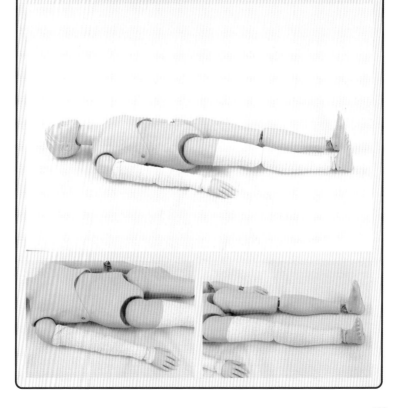

다리(하퇴부)의 부상에 대한 긴급 간접압박 지혈

◆ 안쪽에서

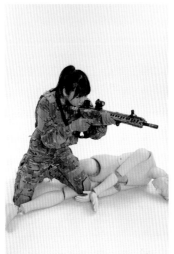

위험에 직면, 양손으로 총기 조작등을 해야 할 때를 위한 긴급 간접압박 지혈법. 팔의 긴급 간접압박 지혈(114페이지)과 마찬가지로 이 동작 하나로 반격, 경계, 부상부위의 평가, 지혈을 동시에 실시할 수 있다. 니패드(무릎보호대) 너머로 압력을 가하면 동맥을 정확히 뼈 쪽으로 압박하기는 어렵고 전투화도 종류에 따라서는 부드러워 압력을 가하는데 적합하지 않을 수도 있어 길이가 있고 적당히 단단한 정강이를 압박에 사용한다.

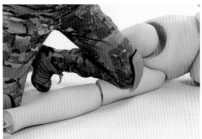

다리의 동맥은 보호받기 위해 대퇴골의 안쪽에 있다. 구호자는 자신의 정강이를 부상자의 대퇴부 안쪽으로부터 바깥쪽을 향해(대퇴골쪽으로) 압박한다.

◆ 바깥쪽에서

위치 때문에 부상자의 대퇴부를 안쪽에서 압박하는 것이 안될 때, 구호자가 무릎을 앞으로 향하고 체중을 뒤로 가해 압박한다.

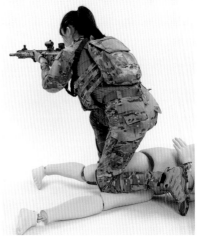

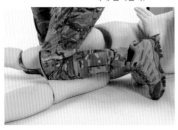

◆지혈까지의 순서

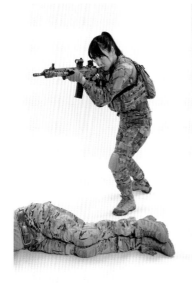

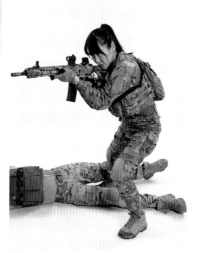

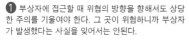

1 부상자에 접근할 때 위협의 방향을 향해서도 상당한 주의를 기울여야 한다. 그 곳이 위험하니까 부상자가 발생했다는 사실을 잊어서는 안된다.

2 상황을 봐서 부상자가 오른쪽 다리를 다쳤다는 사실을 파악한다면 구조자는 부상자의 왼쪽 다리를 자신의 다리로 벌린다.

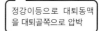

정강이등으로 대퇴동맥을 대퇴골쪽으로 압박

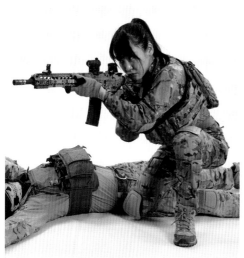

3 구조자는 경계중인 쪽에서 눈을 떼지말고 오른쪽 무릎을 꿇는다. 부상자의 오른쪽 다리 고관절 부근에 자신의 오른쪽 정강이를 눌러 체중을 싣는 방법으로 부상자의 오른쪽 다리에 간접압박지혈을 실시한다. 동시에 부상자의 우측 대퇴골이 멀쩡한지 확인.

대퇴골(허벅지뼈) 파괴 / 대퇴부가 고관절에서 빠진 경우 · 고관절 주변을 다친 경우의 간접압박 지혈

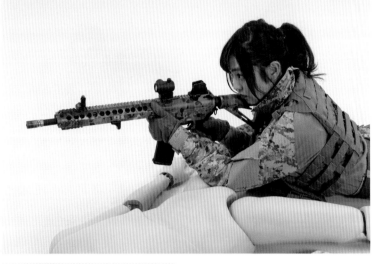

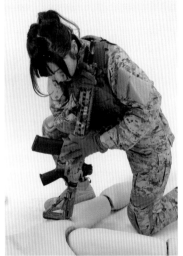

대퇴골이 관절 부근까지 파괴된 경우, 지혈대로는 지혈을 할 수 없게 된다. 이 때에는 구호자가 팔꿈치※로 부상자의 대퇴동맥을 치골상지(두덩뼈가지)쪽으로 압박한다. 이 방법으로는 지혈중에도 사격이 가능하다. 사격을 하거나 엎드릴 필요가 없다면 개머리판으로 대퇴동맥을 압박한다. 이 방법이라면 구호자의 체중을 완전히 활용할 수 있으므로 보다 확실하게 지혈이 가능하다.

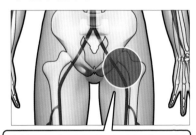

개머리판/팔꿈치로 대퇴동맥을 치골상지 방향으로 압박

※ : 엘보패드(팔꿈치 보호대)가 있으면 면적이 너무 넓어 압박이 안되므로 벗어둔다.

◆압박붕대를 사용한 간접압박 지혈

사람의 손에 의한 대퇴동맥의 압박은 피로때문에 오래 하기가 어렵다. 재빨리 접합지혈대(정셔 널 토니켓)나 응급 재료에 의한 방법으로 바꾼다. 여기서는 응급 재료에 의한 방법을 설명한다. 크기는 캔커피(200ml)용 깡통 정도가 가장 적합하다. 높이도 이 정도가 가장 적당하다(너무 높 으면 고정이 어렵다).

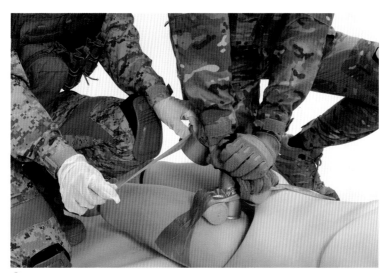

❶ 둘둘 말은 붕대뭉치를 둘 준비해 깡통을 그 사이에 끼우고 압력을 가해야 할 장소에 포장 테이프나 배관 테이 프로 고정한다. 그 사이에도 한 사람은 깡통에 체중을 실어 압박을 계속한다.

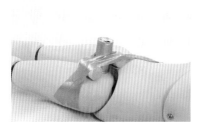

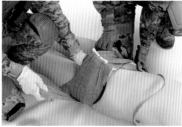

❷ 깡통이 고정되면(오른쪽 사진은 고정 사례) 이머전시 밴디지를 감아 깡통이 대퇴동맥을 치골상지 방향으 로 압박할 수 있도록 조인다. 직접압박 지혈은 아니므로 컴프레션 바(압축용 막대)로 접어넣을 필요는 없다. 붕대 감기가 끝나면 클로저 바(마감용 막대)를 붕대 아래로 꿰어 지혈대의 감기용 막대와 같은 요령으로 조여 서 추가 압력을 깡통에 가한다.

사지절단시의 지혈 (조몬토기법)

이라크-아프가니스탄 전쟁의 통계에서는 IED의 폭발로 인해 동시에 팔다리가 하나 이상 사라진다는 사실이 뚜렷해졌다. 사지 하나당 최소 두 개의 지혈대가 사용되므로 두 다리를 잃으면 4개가 필요하다. 지혈대 숫자는 한정되어 있으므로 붕대를 지혈대처럼 쓰자. 이번에는 오른쪽 다리의 무릎 언저리부터 아래가 절단되었다는 설정으로 진행한다.

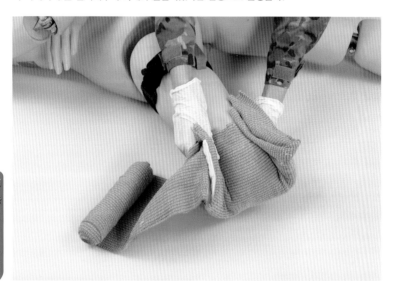

1 8인치(203mm)폭의 이머전시 밴디지를 사용한다. 이것은 몸통이나 사지절단등에 사용하는 것으로, 8인치(203mm)폭의 정사각형 거즈 패드를 갖추고 있다. 절단된 면이 거즈 패드의 중심에 위치하도록 놓은 뒤 먼저 반으로 접는다. 그리고 양쪽을 모아서 조이듯 절단면을 감싼다.

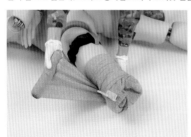

2 거즈 패드가 제자리에서 벗어나지 않을 때까지 붕대로 감아준다. 대체로 두세바퀴, 힘을 주면서 조이며 감는다. 이것이 바탕이 된다.

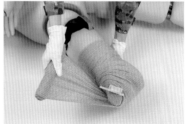

3 비스듬하게 절단면을 감싸듯 붕대로 감아준다. 절단면에 거즈 패드를 밀착시켜 지혈효과를 보충한다.

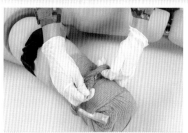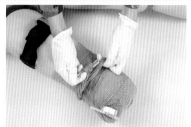

❹ 절단면에 거즈 패드를 밀착시켰다면 붕대를 꼬아서 끈 처럼 만든 다음 감아준다. 절단된 부위 끝부터 체
간쪽으로 2~3바퀴(이 형태가 일본의 원시 토기인 조몬 토기와 비슷하다고 해서 "조몬 토기법"으로도 부른
다)감아주면 된다. 꼬아놓은 붕대의 아래에 클로저 바를 집어넣어 지혈대의 감는 막대처럼 회전시킨다. 이러
면 꼬아놓은 붕대가 지혈대처럼 다친 부위를 긴박(묶어서 압박)한다.

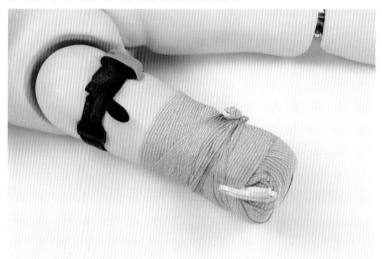

❺ 긴박에 의해 출혈이 제어되었다면 클로저 바를 이용해 고정한다. 이번의 사례에서는 고관절 아래의 구명지
혈대와 붕대로 2중의 긴박지혈이 실시되었다. 만약 붕대에 의한 긴박만으로 지혈이 안될 상황이라면 지혈대도
겸용한다. 이 경우는 다친 부위를 최대한 많이 남길 수 있는 위치에 지혈대를 풀어서 옮겨 묶는다. 참고로 4인
치(10cm)의 이머전시 밴디지는 이 방법을 쓰기에는 붕대의 폭이 좁다. 6인치(15cm) 이상의 것을 준비한다.

대인지뢰로 인해 무릎 아래가 절단 – 무릎 관절보다 아래를 남기기 위한 무릎 동맥의 간접압박 지혈

'부상자의 운명은 처음 붕대를 감은 자의 손에 달려있다'– 미국 남북전쟁 이래 이어져 내려오는 응급처치의 교훈이다.

팔다리가 절단당하면 그 뒤의 인생은 크게 바뀐다. 설령 절단당했다 처도 무릎 아래가 남아있다면 의족을 달고 뛰어다니는 것도 가능하다. 이 기술을 알면 부상자에게 달리는 인생을 남겨줄지도 모른다. 이번에는 오른쪽 발목쯤이 절단되었다는 설정이다.

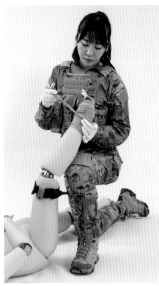

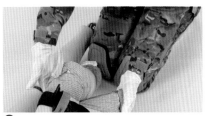

❷ 상완의 겨드랑이 동맥의 간접압박 지혈(116페이지)과 마찬가지로, 무릎 뒤의 무릎 동맥을 압박하듯 거즈 붕대를 쑤셔넣고 4인치의 이머전시 밴디지로 압박한다. 다리를 뻗은 상태에서는 무릎 뒤 근육이 펼쳐져 거즈를 쑤셔넣을 수 없기 때문에 무릎을 120도 정도로 굽혀준다.

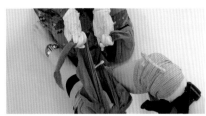

❸ 무릎을 굽힌 상태를 유지하기 위해 삼각건으로 왼쪽 다리(멀쩡한 다리)의 무릎과 다친 다리의 앞부분을 묶어준다. 왼쪽 다리는 니패드용을, 다친 다리는 이머전시 밴디지의 컴프레션 바(압축 막대)를 이용해 고정한다.

❶ 6인치(약 15cm)의 이머전시 밴디지를 사용해 조몬 토기법으로 다친 다리 끝을 긴박지혈한다. 발목 주변이라면 6인치 폭의 붕대라도 절단면을 덮어 보호할 수 있다.

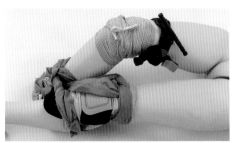

❹ 완성. 다친 다리쪽, 컴프레션 바는 붕대에 접착되어있을 뿐이기 때문에 긴박(묶음)의 바탕이 되기에는 약하다. 다친 다리의 다리 끝 전체에 힘이 분산될 수 있도록 삼각건으로 묶는다. 무릎을 굽히면 무릎 뒤쪽에 압박력이 더해지며 무릎을 펼치면 압박력이 약해지므로 굽혀진 각도를 유지할 필요가 있다. 이 간접압박 지혈이 끝나면 긴박지혈용으로 함께 설치한 무릎 위의 지혈대를 풀어준다. 이것으로 지혈이 성공하면 무릎 아래를 어느 정도 남길 확률이 높아진다.

몸을 찌르는 것 (관통물) 의 고정

몸을 찌른 이물질(관통성 물질)은 목을 찔러 기도가 막히는 등 당장 목숨에 얽히는 것을 제외하면 함부로 뽑아서는 안된다. 찔려있는 이물질이 일종의 "마개"역할을 하기 때문에 이것을 뽑아버리면 단숨에 출혈이 벌어질 수 있기 때문이다. 영화등에서 이물질을 제거하는 장면이 종종 있지만, 절대로 흉내를 내어서는 안된다.

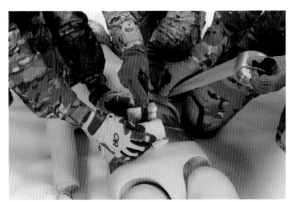

① 관통성 이물질의 고정에는 세 명의 손이 필요하다. 이번에는 나이프를 예로 들었는데, 날붙이는 표피 언저리를 받침점 삼아 움직이며 몸 안을 손상시킨다. 한 사람은 나이프의 손잡이를 확실히 잡아준다. 또 한 사람은 둘둘 말은 붕대 뭉치로 나이프의 날을 양쪽에서 고정하고, 마지막 한 사람이 포장 테이프등으로 붕대 뭉치를 고정한다. 포장 테이프는 몸통을 반바퀴 둘러쌀 정도로 붙여고정을 확실하게 한다.

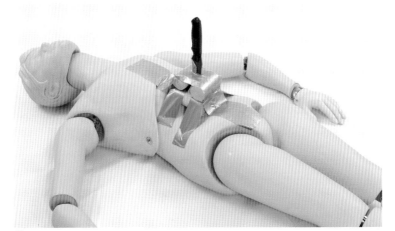

② 고정 완료상태. 먼저 나이프의 날을 좌우로 붙잡아 고정틀을 만든 뒤 그 고정틀의 위에 추가로 앞뒤(칼날과 칼등)를 조여서 고정하는 2단계 순서를 밟는다. 이렇게 하면 붕대 뭉치로 날붙이를 고정할 수 있다. 부상자를 인계받은 메딕이나 의료종사자가 다치지 않도록 노출된 칼날에 테이프를 붙여두는 것도 잊어서는 안된다.

기도확보

●비강 기도유지기(누구라도 할 수 있는 처치법)

기도폐색, 즉 기도가 막혀서 벌어지는 사망은 "예방가능 사망"의 7~8%에 달한다. 전투외상에서의 기도폐색은 의식의 저하와 함께 설근침하, 즉 혀뿌리가 가라앉아 벌어지는 것이 많으므로 미군에서는 부상자의 의식이 있는 동안에 비강 기도유지기를 사용해 기도를 확보할 수 있도록 교육하고 있다. 미군이 사용하는 비강 기도유지기는 누구라도 쓸 수 있도록 연구된 물건으로, 전 병력이 반년에 한번의 실기 시험을 봐야 한다. 만약 기구가 없는 경우에는 부상 부위를 아래로 해서 옆으로 눕히는 것 만으로도 상당한 예방효과가 있다.

폭발이나 총탄으로 하악부(아래턱)가 날아가는 등 혀의 위치를 유지하는 기능 자체가 사라진 경우에는 부상자를 앉게 한 다음 백팩(배낭)등을 안게 해서 자세를 유지하는 것으로 기도를 확보한다.

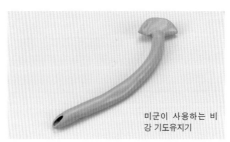

미군이 사용하는 비강 기도유지기

●신속한 기도확보가 필요한 상황(메딕에 의한 처치)

다음으로 전투나 테러상황등의 유사시에 현장에서 신속하게 기도확보가 필요한 상황은 아래와 같다. 참고로 이하의 처치는 기본적으로 메딕등 의료종사자가 실시하는 의료행위로, 퍼스트 리스폰더(초동대응자)가 지원및 보조를 맡는다.

1. 양쪽 폐가 손상된 경우
2. 기도열상

산탄총에 의한 사격이나 폭발물의 파편을 동시에 다수 맞는 등 예리한 물체에 의한 흉부 외상으로 양쪽 폐가 손상되었을 때에는 양압환기(폐에 압력을 가해 공기를 보내는 것)를 실시한다. 양 폐가 기능하지 않는 상태이므로 부상후 곧바로 실시해야 한다. 또한 방탄 베스트를 입은 상태에서의 외상들 중에서도 심각한 부상인 플레일 체스트(뒤에 서술)에 의한 충격 흉부 외상에 대해서도 신속하게 실시하도록 노력해야 한다.

다음으로 건물 내부나 전투차량 내부에서의 화재에 의해 고온의 공기를 들여마신 기도열상의 가능성이 매우 높은 경우에는 곧바로 기도삽관을 실시해서 부종(체내의 수분에 의해 통증이

※:성대는 섬유조직의 밀집체이므로, 그 자체는 팽창하지 않으나 성문 위의(하부 후두) 점막이 염증으로 부어오르면 기도는 쉽게 완전히 막혀버릴 수 있다.

없으면서도 부어오르는 증상)에 의한 기도폐색이 발생하기 전에 입을 통해 부상자의 기도를 확보해야 한다.

고온의 공기를 흡입해서 하후두(목구멍 아래쪽)가 염증으로 부어오르게 되면 완전한 기도폐색에 이르면서 질식에 의한 호흡정지 상태가 된다※. 한번 붓기 시작하면 급속도로 기도가 막혀버리게 된다.

목소리가 갈라지는 것은 후두부의 공기 흐름이 정상이 아니라는 뜻이므로 기도 부종의 경고 증상이다. 여기에 더해 '휴- 휴-'라는 높은 숨소리나 물개 우는 소리와 같은 기침음은 기도의 심한 부종, 폐색 직전의 긴급상태등을 뜻한다.

이런 상황에서의 유일한 치료법은 확실한 기도의 확보이며, 외과적인 기도확보나 약제를 사용한 기도삽관등의 방법을 선택할 수 있다.

◆ 비강 기도유지기에 의한 기도확보(의식이 아직 있을 때)

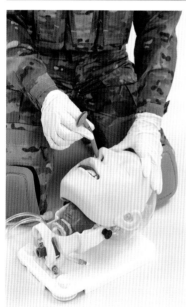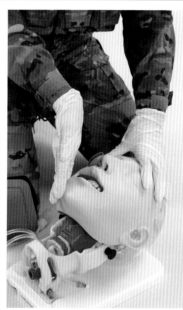

비강 기도유지기는 보통 오른쪽 콧구멍으로 넣지만 미군의 것은 특별사양이므로 좌우 어디라도 구멍이 크다 싶은 쪽으로 삽입한다. 24페이지의 두부 외상편에도 언급한 팬더 눈 증후군이 보여지는 경우에는 비강 기도유지기를 삽입하지 않고 메딕의 지시를 따른다. 곡선인 형태를 활용해 콧구멍부터 혀의 뒤쪽을 통해 기도를 확보하는 도구이며, 이 통로를 따라 사진에 표시된 것과 같은 방향으로 삽입한다. 방향을 잘못 맞추면 꼬여서 기능을 잃게 된다. 부속된 윤활 젤리를 발라 얼굴에 대해 "수직"으로 삽입한다. 목구멍 뒤, 혀의 뒤쪽에 비강 기도유지기의 끝이 나와있는 것을 확인하자. 또한 비강 기도유지기에 손을 대어 바람이 느껴지는지 확인한다. 혀뿌리가 가라앉았을 때에 이 비강 기도유지기로 기도를 확보해야 하는 만큼 확실히 기능하는지 체크해야 한다. 만약 삽입후에 출혈이 있을 경우에는 비강 기도유지기를 빼서는 안된다(비강 기도유지기가 마개 역할을 한다). 혈액으로 기도가 막히지 않도록 부상자를 옆으로 눕힌 다음 메딕을 부른다. 삽입 전에 코피가 나오거나 도중에 막혀 더 들어가지 않을 때에는 메딕의 지시를 따른다.

◆ 비강 기도유지기에 의한 기도확보(의식이 없을 때)

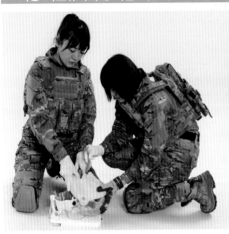
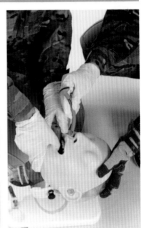

두 사람이 실시한다. 미군의 비강 기도유지기는 부드럽기 때문에 혀뿌리가 가라앉은 설근침하 상태라면 혀를 눌러 넣을 수가 없다. 그래서 한 사람이 혀를 들어올리고 또 한 사람이 삽입한다. 부상자는 입을 열고 물리고 않도록 위아래 어금니 사이에 자기 손가락과 비슷한 폭의 물건을 넣는다(목구멍 뒤로 떨어지지 않도록 주의). 부상자의 아래턱을 잡고 곧바로 앞으로 당기면 혀는 들어올려진다(혀와 아래턱의 근육이 연결되어있기 때문). 다만 부상이 있을 가능성을 고려해 혀도 함께 잡아준다.

제2장 응급처치 테크닉

◆ 손을 통한 기도 확보

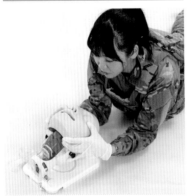

손을 통한 기도 확보. 아래턱의 어금니 뒤쪽 돌출부에 손가락을 걸고 아래턱을 들어올린다(수정 하악 권상법). 머리를 지탱하면서 기도확보를 실시하는 것이므로 구급대에서 종종 사용한다. 심폐소생법에서 교육되는 후두부 지탱법을 전투중에 사용했다가는 전장에서 종종 발생하는 머리의 상처가 악화될 수 있으므로 주의한다.

◆ 백팩(배낭)에 의한 기도확보

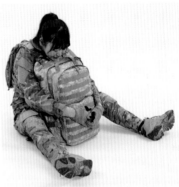

전굴 좌립자세(앞으로 기울어져 앉은채 상체를 세운 자세). 아래턱이 손상될 때 등에 사용한다. 백팩을 끌어안게 하고 얼굴이 앞으로 아래를 향하는 자세를 유지한다. 혀가 중력으로 앞으로 늘어지므로 기도가 확보된다. 만의 하나에 대비해 비강 기도유지기로 기도 확보도 해 둔다. 의식이 없을 때(혹은 의식불명의 우려가 있을 때)에는 백팩 바닥이 안정되도록 손을 쓴다.

흉부 외상

● 관통성과 비관통성

흉부(가슴) 외상은 크게 두가지, 즉 "관통성 외상(총탄이나 파편등 예리한 것에 의해 발생하는, 피부의 파열을 수반하는 외상)"과 "비관통성 외상"(둔적외상: 피부의 파열은 없지만, 심한 충격을 받기 때문에 발생하는 내부의 손상)으로 나뉜다. 어느 쪽의 외상도 몸 외부 혹은 내부에 출혈을 동반한다.

현대에는 방탄 베스트의 보급에 의해 착용하지 않을 때보다 생존율이 14배나 향상했지만 그렇다고 0으로 떨어진 것은 절대로 아니다. 흉부는 폐나 심장등 중요 장기가 집중된 곳이므로 부상당하면 치명적이 되지만 적절하게 방어하면 치명상을 막고 신속하게 대응하면 목숨을 건질 가능성도 높다. 그만큼 흉부외상의 구급처치를 이해하는 것이 중요하다.

흉부의 관통성외상

● 개방성 기흉

총탄이나 폭발물의 파편등에 의해 흉부에 "본인의 기관 지름의 2/3이상"의 큰 구멍이 뚫릴 경우, 공기가 그 구멍으로부터 흉강내에 유입된다. 흉강내의 기압은 바깥 공기의 기압보다 음압(압력이 낮다)이므로 바깥 공기가 폐를 압박해 결과적으로 폐가 팽창하지 못하게 되면서 호흡도 불가능해진다. 이것이 "개방성 기흉"이라고 불린다.

기관은 지름 1.6~1.7cm의 가늘고 긴 관으로, 가슴에 뚫린 구멍의 크기를 재는 기준으로서 "본인의 새끼손가락의 굵기보다 굵은가 작은가"로 어느 정도 판단된다. 개방성 기흉의 위급도는 보통 흉벽에 뚫린 구멍의 크기와 비례하며 지름 3cm이상의 개방된 상처 혹은 흡입상(공기를 빨아들일 때 상처에서 공기가 빨아들여지는 상태)는 치명적인 상태이다.

폐는 둘이 있으므로 한쪽이 개방성기흉이 되어도 어떻게든 호흡이 유지되어 곧바로 사망에 이르는 경우는 없다. 체스트 씰(뒤에 서술)에 의해 구멍을 막으면 응급치료를 받을 때 까지의 시간에 여유를 벌 수 있다.

● 긴장성 기흉

한편으로 폐 그 자체에 구멍이 뚫린 경우에는 긴급하게 처치를 해야 한다. 호흡과 함께 흉강내에 공기의 유입이 계속되어 손상을 받은 쪽의 흉강 내부의 기압은 계속 올라간다. 그 공기압이 심장이 들어있는 종격동 통채로 손상되지 않은 폐쪽을 향해 압박해 심장과 이어지는 상

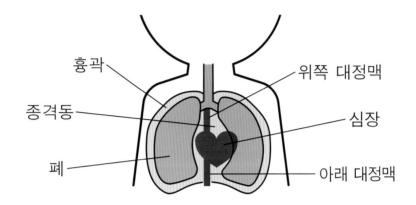

흉곽

종격동

폐

위쪽 대정맥

심장

아래 대정맥

하 대정맥이 꼬이면서 폐색되고, 이로 인해 심장에 혈액이 돌아가지 않는 폐색성 쇼크의 상태로 악화된다. 이것을 "긴장성 기흉"이라고 한다. 호흡의 문제에 혈액순환의 문제가 겹치기 때문에 빠르게 죽음으로 이어질 가능성이 있다. 베트남 전쟁에서 긴장성 기흉은 사망원인 전체의 3~4%, "예방가능 사망"의 33%를 점했다.

관통성 흉부외상에서는 폐 자신의 손상이 없는 경우는 드물며 늘 긴장성 기흉으로 악화될 가능성이 있다는 사실을 염두에 두어야만 한다.

참고로 일반적인 긴장성 기흉에 대한 처치로는 "흉강 천공"이 있다. 이것은 바늘로 가슴에 구멍을 뚫어 높아진 공기압을 밖으로 빼어내서 치명적인 상태에서 벗어나는 것이다. 다만 바늘로 가슴에 구멍을 뚫으려면 전문적 훈련이 필요하며, 또 "몸에 상처를 입히는" 행위이기 때문에 일본에서는 의사와 자위대의 제1선 구호위생원(우리의 1급 응급구조사와 비슷한 개념이지만 권한은 더 높다) 이외에는 불법이다.

하지만 미군에서는 누구라도 가능한 방법을 통해 사망 원인에 차지하던 비율을 33%에서 1%까지 줄이는데 성공했다. 바로 다음에 그 방법을 설명한다.

●흉부 외상에 대한 대처- 체스트 씰

우선, 흉부의 관통성 외상에 대한 대처에는 "체스트 씰"을 이용한다. 가슴을 부상당했다면 신속하게 체스트 씰을 붙여 부상당한 부위의 구멍을 덮는다. 개방성 기흉만이라면 여기까지 처리해 메딕에게 인계한다.

체스트 씰을 붙인 뒤에도 호흡의 이상(얕은지, 깊은지, 힘이 드는지)이나 순환의 이상(맥박이 빠른지 약한지, 피부가 차갑고 식은땀을 흘리는지, 피부나 점막의 청색화 현상이 있는지)등이 벌어지므로 주의깊게 5분마다 관찰해야 한다. 특히 부상자의 의식이 점점 흐려지고 말초부분(발등 동맥, 귀 뒤쪽 동맥, 손목뼈 동맥)에서 맥박이 확인되지 않는 경우에는 혈액순환상태의 악화인 "긴장성 기흉"이 의심된다.

개방성 기흉

구멍으로부터 흉강 안으로 공기가 유입된다. 흉강의 내부 압력은 원래 대기압보다 낮은데, 외부 공기가 유입되면 이곳 기압이 올라 폐가 부풀지 못하게 된다.

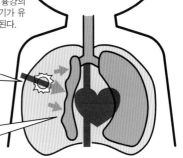

흉부(흉곽)에 기도 지름의 2/3보다 큰 구멍이 뚫리면 그 구멍으로부터 공기가 유입된다. 기준은 대략 "당사자의 새끼손가락 굵기".

유입된 공기의 압력으로 폐가 압박당해 부풀지 못하게 된다.

■ 긴급처치
폐에 환자의 새끼손가락보다 큰 구멍이 뚫려있다면 체스트 씰을 붙입니다.
참고로 폐는 사람에게 두개 있으므로 한쪽 폐가 개방성 기흉에 직면해도 당장 죽지는 않습니다.

긴장성 기흉

폐 그 자체에 구멍이 뚫린 경우, 호흡과 함께 흉강 내에 공기가 유입된다. 그로 인해 흉강내 기압이 점점 높아지면서 심장까지 압박당하며 위아래 대정맥이 모두 막혀버린다.

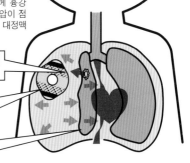

호흡한 공기가 폐의 구멍에서 흉강 속으로 흘러든다.

체스트 씰에도 배기 능력은 있으나 유입량이 배기량을 웃돈다.

흉강내의 기압이 높아지면 종격동이 멀쩡한 쪽으로 눌리면서 심장을 압박해 상하 대정맥이 막혀버린다.

■ 긴급처치
체스트 씰을 벗기고 흉벽에 열린 구멍으로 공기를 뺍니다.
흉강 속의 기압이 떨어져 심장으로의 압박도 낮아집니다.
그 뒤에도 5분 간격으로 확인해 필요하다면 그때마다 씰을 벗깁니다.
긴장성 기흉은 죽음으로 이어지는 위험한 상태라 매우 주의해야 합니다!

긴장성 기흉은 여러가지 징후로 알 수 있으나 어느것도 전투중의 상황에서 확인하기는 어렵다. 그래서 좀 거친 방법이기는 하지만 부상자의 상태가 악화되었다면 임시로 체스트 씰을 벗겨본다. 그래서 공기가 빠지고 상태가 개선된다면 긴장성 기흉을 의심할 수 있다(또한 이 방법이라면 이미 뚫려있는 구멍을 이용하는 것이니 전문적 기술도 의사의 자격증도 필요없다). 이후 5분마다 체크해서 또다시 긴장성 기흉이 의심되는 상황이 벌어질 경우 그 때마다 씰을 벗겨 공기를 뺀다.

이 방법은 BURP(버프)법이라고 하며 미군에서는 체스트 씰의 개선과 BURP법의 교육 철저를 통해 긴장성 기흉에 의한 사망률을 1/33까지 낮췄다. 최신의 체스트 씰은 BURP법에 맞춰 개량되어 벗겨내기 쉽게 되었고 이를 위한 표시도 되어있다.

의료종사자가 해야 할 일을 최소한으로 줄이는 방안은 부상자가 동시에 여럿 발생하는 상황에서는 극히 중요하다(미군의 경우, BURP법에 의한 공기 누출이 효과가 없을 경우, 혹은 지속적으로 BURP법을 실시하는데에 필요한 인력조차 부족한 경우에만 CLS가 "흉강천공"을 실시한다).

●심장 압전(심장 탐폰)

관통성의 부상에 의해 생기는 것으로 심장 압전도 잊어서는 안된다. 앞에서 봤을 때 "좌우의 젖꼭지의 중간", 뒤에서 보면 "양 견갑골의 중간"에 권총탄의 관통상이나 칼등에 의한 자상을 입으면 발생하기 때문이다. 출혈이 거의 없어 못 보기 쉬우니 주의가 필요하다. 참고로 전장에서는 방탄 플레이트를 착용했을 때의 피탄 충격이 주 원인이다(비관통성). 흉골(가슴뼈)가 골절하거나 부근에 타박상이 있는 경우는 주의가 필요하다.

심장은 심낭이라 불리는 막으로 둘러싸여 다른 장기와 격리되어 있다. 심장과 심낭 사이에는 보통 50ml정도의 심낭액이 차 있어 심장이 마찰 없이 박동할 수 있는 윤활유로 기능한다. 또한 심장은 심낭액에 떠 있는 상태이기 때문에 외부로부터의 충격에서 지켜진다. 심낭 표면에 있는 혈관이 손상되어 출혈이 벌어지면 심낭 내에 다량의 혈액이 퍼부어지며 심장이 부풀어 오르지 못하게 되고 심장이 보내는 혈액의 양이 줄어든다.

심장 압전부터 심정지까지 겨우 5~10분의 시간밖에 없다. 초동 대응자가 대처할 수 있는 수준이 아니므로 신속하게 징후를 발견해 의료종사자에게 인계할 필요가 있다.

주된 징후는 의식의 저하, 호흡의 이상(빠르거나 힘이 든다), 순환의 이상(맥박이 너무 빠르거나 약하거나, 부정맥, 말초 부분의 맥박이 확인되지 않는 등), 피부의 이상(너무 차갑거나 식은땀이 흐르거나 청색화 현상이 벌어지거나)등.

흉부의 비관통성 외상

●방탄 베스트도 완벽하지 않다

방탄 베스트로 총탄의 신체 침입을 막는데 성공하더라도 탄착의 충격은 대단하다. 그 충격으로 인해 방탄 플레이트는 최대 4cm정도 함몰하게 되며, 당연히 흉부에는 강한 충격이 가해진다. 설령 플레이트가 정지하고 출혈이 없었다 해도 방심해서는 안된다.

기억해둬야 할 비관통성 흉부외상에는 늑골(갈비뼈)의 다발 골절인 '플레일 체스트'와 심장이 손상을 입는 '심장진탕'의 두 가지가 있다.

● 플레일 체스트

'플레일 체스트(Flail Chest)', 즉 '연가양흉'은 강한 힘이 외부에서 흉부에 가해질 때 분절골절(뼈 한 곳에 두개 이상의 완전한 골절이 발생한 경우)을 입은 갈비뼈가 두 곳 이상 발생한 경우를 뜻한다.

플레일 체스트의 역사는 깊다. 중세시대에 갑옷의 가슴이 강타당하면 갑옷 자체는 파괴되지 않아도 충격에 의해 살상당하는 것이 알려져 있었다. 이 때 사용하는 타격무기가 "플레일(Flail)"(도리깨)이고, 또 골절당한 부위가 호흡할 때 다른 늑골들과는 반대로 움직이는※ 상태가 도리깨와 비슷하다는 이유로 이런 이름이 붙었다고 한다.

플레일 체스트는 중대한 호흡부전으로 악화되지만, 그 이유는 골절 그 자체가 아니라 골절과 함께 벌어지는 폐의 환기장애나 출혈 때문이다. 호흡할 때 골절부위가 움직이면서 심한 통증을 느끼기 때문에 환기곤란에 빠지는 것이다. 여기에 더해 폐좌상(충격에 의해 폐가 심하게 손상되어 내부에서 출혈이 일어난 상태)이 수반되며, 혈흉이나 기흉, 더 나아가 긴장성 기흉으로 옮겨질 가능성이 늘 존재한다. 이 때문에 적절한 처치를 부상 후 30분 이내에 하지 않으면 죽을수도 있다.

플레일 체스트가 벌어지면 골절부위를 고정해 통증을 경감시켜야 한다. 잘 알려진 것이 골절당한 부위를 밖에서 고정하는 방법(외고정/반바퀴 고정)이지만, 바깥쪽에서의 고정효과는 제한적으로, 양압 환기에 의해 안쪽으로부터의 압력으로 고정(내고정)하는 편이 골절부위의 움직임을 정상화시킬 수 있으므로 최대한 빨리 양압환기를 하도록 하는 편이 좋다(양압환기는 메딕에 의한 처치법).

● 심장진탕

심장진탕이란 흉골이나 늑골이 부러지거나 심장의 근육이 손상을 입을 정도의 강한 충격이 아니라 어린이가 던지는 야구공이 맞은 정도의 충격으로 벌어진다. 심장의 바로 위 정도가 위험한 부위이다. 심장진탕은 충격의 힘에 의해 심장이 정지하는 것이 아니고 심장이 움직이는 와중에 특정 타이밍에 충격이 가해지면서 치명적 수준의 부정맥(심실세동)이 발생하는 것이 원인이라고 여겨진다. 스포츠 경기중의 돌연사 원인으로도 알려져 있다.

심실세동은 심장의 근육이 경련을 일으키면서 심장이 수축되지 못하고 혈액을 보내지 못하는 것을 뜻한다. 한시라도 빨리 응급처치(심장 마사지, 기도확보, 인공호흡, AED)를 개시해야 한다. 심장진탕의 증상 발생부터 5분이 지나면 뇌장애가 발생한다. 10분 이상 지나면 생명을 구하기 힘들다. 3분 이내에 심장 마사지를 시작하지 않으면 안되지만, 전투중에는 어려운 일이므로 원칙적으로는 처치를 실시하지 않는다.

※ : 골절 부위는 보통의 호흡과 반대로(공기를 들이마시면 오므라들고 내쉬면 부풀어오름)움직인다. 이를 기이호흡이라 한다.

흉부 외상에 대한 대응

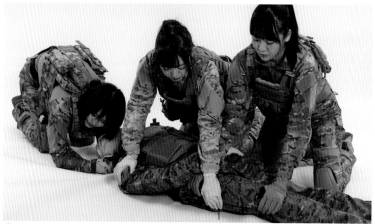

❶ 총탄에 의한 파괴는 탄환 지름의 30배 이상에 걸쳐 벌어지며, 탄환이 원래 방향대로 나아가지 않기 때문에 파괴력이 척추까지 닿았다고 간주해 부상자를 다룬다. 사진에는 한 명이 머리를 지탱하고 또 한 명(구호자)이 어깨와 골반 아래, 또 한 사람이 골반 위와 무릎 부분을 지탱한다. 머리를 지탱하는 사람의 호령으로 한번에 부상자를 90도 옆으로 눕힌다. '로그 롤(log roll)'이라 불리는 방법으로, 통나무를 굴리듯 부상자를 굴린다.

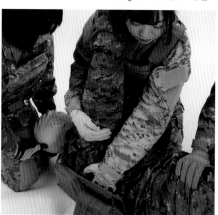

❷ 구호자는 부상자의 방탄 베스트를 풀고 밝은 색 고무장갑을 낀 손으로 베스트의 틈새로 손을 넣어 가슴을 빈틈없이 관찰한다. 방탄 플레이트의 변형이나 흉골, 늑골, 간장, 비장, 췌장, 척추, 견갑골을 모두 만져 동요나 압박통증, 피가 묻는지 등등을 관찰한다. 목뼈가 부러졌을 가능성도 있으므로 부상자의 어깨를 잡은 손은 절대 놓아서는 안된다.

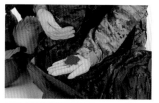

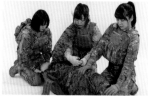

❸ 손에 피가 묻었다. 이를 통해 관통성 외상을 입은 것을 알았다. 참고로 흉부의 관통성 외상은 출혈이 생각보다 매우 적을 수도 있으므로 주의해야 한다. 보다 자세히 관찰하기 위해 부상자의 웃옷을 가위로 자른다. 부상이 작고 놓치기 쉬우므로 빈틈없이 보아야만 한다.

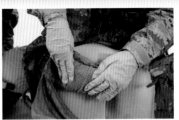

5 상처 주변의 늑골에 흔들림이 있다면 플레일 체스트라고 판단해 안정화를 실시한다. 여기서는 6인치의 이머전시 밴디지의 거즈 부분을 단단하게 감아 흔들리는 부위에 대 준다. 이 때 체스트 씰에 있는 벗기기 표시가 가려지지 않게 한다.

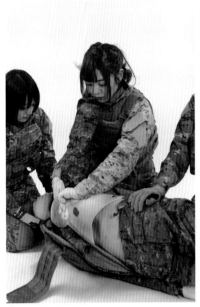

4 부상자의 흉부에 부상자의 새끼손가락 지름보다 큰 상처 구멍이 보이면 가장 큰 상처 입구에 밸브가 달린 체스트 씰을 붙인다(상처 입구가 중심에 오도록). 밸브에 마개가 있는 타입이면 벗긴 다음 처치의 증거로서 가져간다.

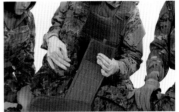

6 부상자가 숨을 뱉어내서 흉곽이 가장 작아진 상태에서 방탄 베스트를 단단하게 조인다. 베스트는 버스트밴드(늑골 골절을 안정화시키는 밴드)의 대용품이 된다. 다만 방탄 베스트는 호흡에 부담을 주로 신속하게 방탄 베스트를 벗길 수 있는 환경으로 옮겨준다.

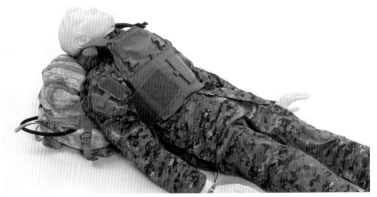

7 부상자를 안정시킨 자세. 등의 각도가 약 40도가 되도록 백팩등으로 지탱한다. 방탄 베스트를 벗기지 않을 때에는 환부를 아래로 해서 옆으로 눕는 회복자세를 취하게 해 준다.

◆ 3변 테이핑법

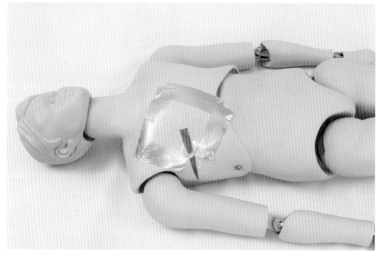

체스트 씰이 없는 경우에는 깨끗한 비닐을 테이프로 고정해 대용품으로 쓴다. 한때는 "3변 고정/1변 개방" 법이라고 불렀지만, 인체의 곡면에 맞춰 개량되어 현재는 "4변 고정/1 꼭지점 개방"으로 바뀌었다. 열리는 한 꼭지점은 출혈이 있을 때 그 피가 배출되는 방향에 맞춘다. 다만 테이프는 금방 떨어지므로 전용의 체스트 씰이 바람직하다.

◆ 플레일 체스트의 안정화

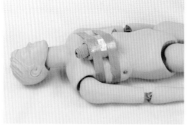

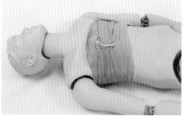

플레일 체스트의 동요하는 부분(플레일 세그먼트)를 안정화시킨다. 이머전시 밴디지등으로 만든 지지대를 동요 부위에 대고 테이프로 고정한다. 하지만 테이프는 호흡을 방해하지 않도록 반바퀴만 돌려 감아야 하고, 그 때문에 쉽게 떨어지므로 주의해야 한다.

8인치의 이머전시 밴디지를 사용해 지지대를 고정하는 방법. 붕대에 신축성이 있으므로 흉곽 전체에 둘러도 호흡을 방해하지 않는다. 참고로 이 때에도 체스트 씰의 벗기는 표시는 꼭 보이게 해 둔다.

총탄이 관통 , 흉부에 복수의 관통성 외상이 발생한 경우

가슴이 부상당하면 옷을 잘라서 흉부에 뚫린 모든 구멍을 확인한다. 총상은 사출구(나가는 구멍)가 크지만, 특수한 탄종(예: 할로우 포인트 탄)이나 포탄 파편처럼 사입구(들어간 구멍)가 클 때도 있다.

◆예: 우측 흉부에서 정면으로 총탄을 맞을 때의 총상

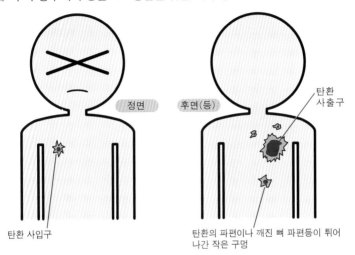

탄환 사출구

탄환 사입구

탄환의 파편이나 깨진 뼈 파편등이 튀어 나간 작은 구멍

◆처치 방법

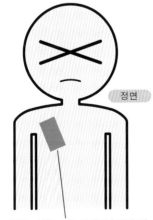

큰 구멍 이외는 포장 테이프나 배관 테이프로 막는다.

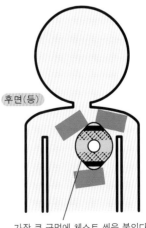

가장 큰 구멍에 체스트 씰을 붙인다. 구멍의 중심에 밸브를 위치시킨다.

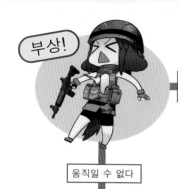

부상!

움직일 수 있다

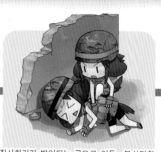

부상자 직사화기가 방어되는 곳으로 이동 . 부상당한 쪽, 특히 부상이 심한 쪽을 아래로 두고 구조를 기다림
구조자 방탄 베스트를 느슨하게 하고 베스트와 몸 사이 , 몸 앞과 등을 빈틈없이 만져서 관찰

움직일 수 없다

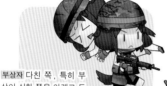

부상자 다친 쪽, 특히 부상이 심한 쪽을 아래로 두고 구조를 기다림
구조자 방어태세를 잡고 곧바로 메딕을 부름

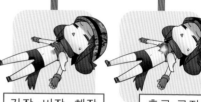

간장・비장・췌장 주변에 타박상

흉골 골절

맥박 없음

맥박 있음

심장진탕의 우려

폐 둘 다 부상 우려

장기손상에 의한 순환성 혈액량 감소성 쇼크의 우려

심장 압전에 의한 폐색성 쇼크 혹은 심장의 손상에 의한 심원성 쇼크의 우려

전투중에는 원칙적으로 구호를 실시 않음 (상황이 허락할 때에만 AED 장착 / 심폐소생)

◆메딕의 처치
·30초 이내 기도삽관
·외과적 기도확보
·양압환기

·말초 맥박의 관찰
·사지긴박에 의한 자기수혈

말초 맥박의 관찰

긴급후송

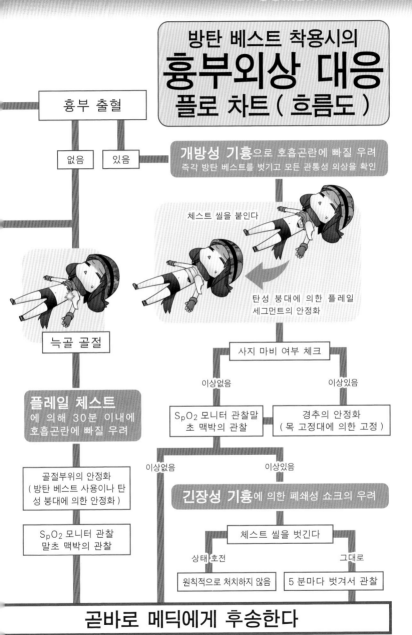

방탄 베스트 착용시의
흉부외상 대응
플로 차트 (흐름도)

흉부 출혈

없음　있음

개방성 기흉으로 호흡곤란에 빠질 우려
즉각 방탄 베스트를 벗기고 모든 관통성 외상을 확인

체스트 씰을 붙인다

탄성 붕대에 의한 플레일
세그먼트의 안정화

늑골 골절

사지 마비 여부 체크

이상없음　　　　　이상있음

플레일 체스트
에 의해 30분 이내에
호흡곤란에 빠질 우려

SpO2 모니터 관찰말
초 맥박의 관찰

경추의 안정화
(목 고정대에 의한 고정)

이상없음　　　　　이상있음

골절부위의 안정화
(방탄 베스트 사용이나 탄
성 붕대에 의한 안정화)

SpO2 모니터 관찰
말초 맥박의 관찰

긴장성 기흉에 의한 폐쇄성 쇼크의 우려

체스트 씰을 벗긴다

상태호전　　　　　　　　그대로

원칙적으로 처치하지 않음　　5 분마다 벗겨서 관찰

곧바로 메딕에게 후송한다

※ : SpO2(혈중 산소포화도)가 95%이하로 떨어지면 기도가 막힌다. 그 원인을 발견해 대처하거나 메딕을 부른다.
SpO2나 맥박에 대해서는 162페이지 참조.

체스트 씰을 붙인다 / 벗긴다 !

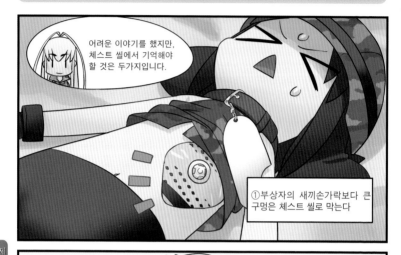

어려운 이야기를 했지만, 체스트 씰에서 기억해야 할 것은 두가지입니다.

①부상자의 새끼손가락보다 큰 구멍은 체스트 씰로 막는다

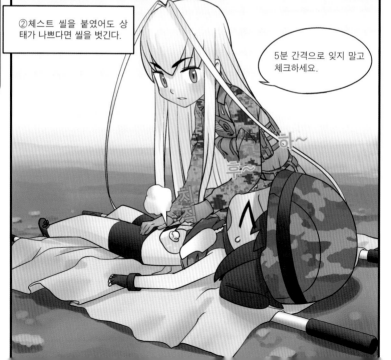

②체스트 씰을 붙였어도 상 태가 나쁘다면 씰을 벗긴다.

5분 간격으로 잊지 말고 체크하세요.

비외상성 심정지에 대한 대처

●주저하지 말고 심장 맛사지

외상이 없고, 심정지가 의심될 경우에는 주저하지 말고 곧바로 흉골압박(심장 마사지)을 시작해야 한다. 호흡하는지 확인할 수 없거나 인공호흡이 주저되는 상황이라면 흉골압박만 해도된다. 상의를 벗기지 말고 가슴의 중앙부분을 압박한다. 뇌에 대한 혈액공급이 중단되는 상황을 피하는 것이 가장 중요하며, 혈류(혈액 흐름)가 유지되면 이미 몸 안에 들어온 산소가 뇌로공급되므로 시간을 벌 수 있기 때문이다.

현재 일본에는 공공장소에 AED(Automatic External Defibrillators, 체외식 자동 제세동기)가 설치되어 널리 보급되어있다. AED는 "제세동기(부정맥을 치료하는 기계)"이며 효과적인것은 "심실세동"과 "심실빈맥"의 두 경우이다.

"심실세동(VF, Ventricular Fibrillation)"이란 심실의 근육이 떨리거나 경련하면서 심장의 펌프 기능이 정지해버린 상태를 뜻한다. "심실빈맥(VT, Ventricular Tachycardia)"이란 심장을 수축시키는 명령계통에 이상이 발생해 심박수가 보통의 2~3배 빨라지면서 전신에 혈액이도달하지 못하는 상태이다. AED는 전기 충격을 주어서 이런 상태를 멈추고 정상적인 심장의리듬을 회복하는 것이다.

즉 AED가 쓸모 있는 증세는 한정적으로, 어쨌든 1초라도 빨리 흉골압박을 개시해야 한다. 또한 AED를 사용할 수 있을 때에도 준비가 될 때 까지는 흉골압박을 통해 심장에 에너지를 보내는 편이 AED의 효과도 높아진다.

흉골압박은 강하고, 빠르고, 쉴새없이 지속해야만 한다. 근육의 덩어리인 심장이 경련하는 상태에서 바깥에서 심장을 눌러 혈액을 보내기 위해서는 상당한 힘이 필요하므로 한 사람만으로는 계속 하기가 매우 어렵다. 중단 시간을 최소한으로 줄이기 위해 여러 사람이 교대로 하는 것이 중요하다.

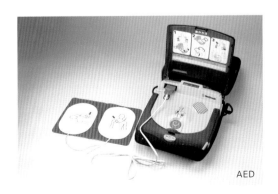

AED

●열중증 대처

비외상성이기는 해도, 열중증에 의한 심폐정지는 외상에 의한 것과 원인이 비슷하다. 열중증이란 몸이 체온을 내리기 위해 혈액 속의 수분까지 동원해 땀을 만들면서 발생한다. 혈액순환의 기능(18페이지 참조)으로 생각하면 파이프(혈관)에 손상은 없지만 탱크(혈액량)가 부족해 펌프(심장)가 정지한 상태라고 할 수 있다.

외상의 경우 최대한 빨리 출혈을 막아 탱크의 저하를 막지만, 열중증의 경우도 수분보급을 실시해 심정지가 오기 전에 탱크의 저하를 막는 것이 중요하다.

◆ 흉골압박(심장 마사지)

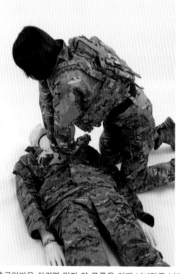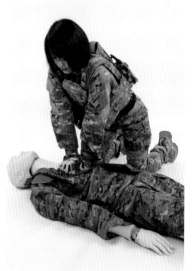

흉골압박을 하려면 먼저 양 무릎을 어깨 너비만큼 넓혀 몸을 안정시킨다. 부상자의 가슴 가운데에 손을 겹치고 어깨는 부상자의 흉골 맨 위에(비스듬하게 누르면 늑골이 부러지기 쉬우니 주의) 위치시킨다. 팔을 뻗지 말고 자신의 체중을 실어 누른다. 팔꿈치는 굽히지 말고 상완골의 연장선상에 있는 손바닥으로 흉골을 압박한다. 흉골압박의 깊이는 국제 가이드라인에서는 5~6cm, 일본인의 체격이라면 5cm정도를 기준으로 가슴 두께의 1/3정도 들어가도록 압박한다. 리듬은 1분간 100~120회로, AED에 이를 알려줄 메트로놈이 탑재되어 있다면 그 소리에 맞춰도 좋다. 너무 강하거나 너무 빨라지기 쉬우므로 주의한다. 참고로 체력이 있는 남자라도 계속할 수 있는 것은 1~2분 정도로, 반드시 도움을 요청해서 다른 사람과 교대하도록 한다. 교대할 때 교대자는 마찬가지 자세로 응급처치자의 정면에 서서 손을 뻗어 응급처치자에게 교대를 알린다.

◆AED

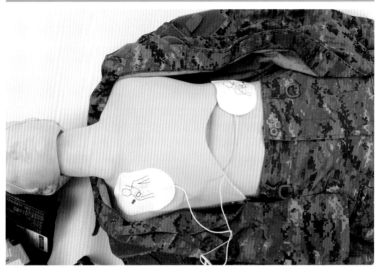

AED의 전극 패드는 오른쪽 어깨~왼쪽 옆구리에 걸쳐 "전류가 심장을 관통하듯"붙이는 것이 기본이다. 가슴털이 짙은 남성이나 가슴이 큰 여성에게 붙이는 경우에는 몸통 측면 좌우에, 어린이의 경우에는 몸의 앞뒤에 붙인다. 어느 경우라도 전극 사이에 심장이 위치하게 해야 한다. 몸 위에 전기가 통하기 쉬운 물건(금속제 목걸이 등)이 있다면 제거하거나 그곳에서 2~3cm떨어진 곳에 붙이는 것이 좋다.

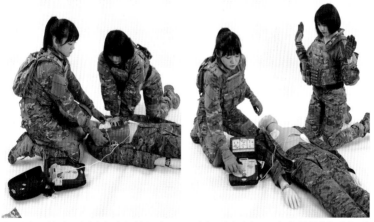

흉골압박은 쉬지 않고 실시한다. 잠시 멈추는 것도 10초 이내로 해야 하며, AED의 패드를 부착할 때에도 흉골압박을 계속한다. AED에서 경고음(종류에 따라서는 "떨어지세요"라는 음성 경고가 나오기도 한다)이 나올 때에만 중단한다(이 때 응급처치자는 환자의 옷에도 닿으면 안된다). 오른쪽 사진은 전기 충격을 주는 순간의 자세. 곧바로 흉골압박을 다시 할 수 있는 상태로 AED의 스위치를 누른다.

부상자를 후송한다

◆ 투탄카멘 법

부상자를 움직이는 방법은 중요하다. 위험이 있는 곳에서 부상자도 발생하는 만큼 안전한 환경에서 위험을 피하고 상태가 악화되지 않게끔 옮겨야만 한다.

부상자의 방탄 베스트에 드랙 핸들(끌고 가기 위한 손잡이)이 있다면 가장 간단하다. 구조자의 리거 벨트(각종 장비를 장착하기 위한 허리 벨트)에 카라비너나 스트랩등을 통해 매달면 된다. 양손을 자유로이 쓸 수 있으니 사격이나 포복을 하면서 후퇴할 수도 있다. 부상자의 의식이 있다면 카라비너가 달린 로프를 던저 직접 드랙 핸들과 연결한다. 이 때 로프는 부상자의 몸 너머로 날아가게끔 던진다.

제2장 응급처치 테크닉

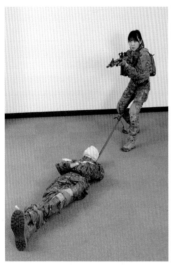

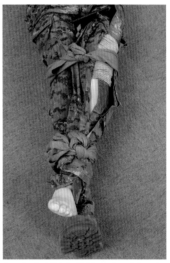

후송될 때 지면과의 마찰을 줄이고 다친 부위를 안정시키는데 주력한다. 사진에는 부목으로 안정화된 왼쪽 다리를 추가로 멀쩡한 오른쪽 다리 위에 얹어 삼각건으로 묶었다. 이렇게 하면 지면과의 접촉면적도 줄고 부상 부위도 더 안정된다.

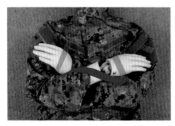

드랙 핸들이 없는 경우의 로프(내지는 멜빵)거는 방법. 부상자의 양팔을 앞으로 포갠 다음 겨드랑이 아래로부터 로프를 꿰어 손목에 건다. 포개진 손이 이집트의 '투탄카멘'왕의 관과 비슷하게 생겼다고 투탄카멘법이라고 불린다. 로프는 부상자의 후두부 부근에서 카라비너등을 사용해 묶는다.

◆1명에 의한 들것 후송(견인운반)

이번에는 SKEDCO라는 업체의 "택티컬 스케드"라는 두루마리(롤)식 들것을 사용하는 사례를 소개한다. 택티컬 스케드는 미군에서 요긴하게 쓰이는 들것으로, 아주 쓰기 편하다. 여성 병사 한명이 큼직한 남성 부상자를 포복전진으로 야외에서 1km나 운반할 수 있다고도 한다. 혼자서 부상자를 옮길 수 있다는 것은 전력관리라는 측면에서도 전투력의 감소를 최소한으로 억제할 수 있으니 매우 유리하다. 또 손을 사용하는 운반보다 사진과 같은 견인운반(끌고 가는 운반법)이 안정적이며 자세를 낮출 수 있어 안전하다.

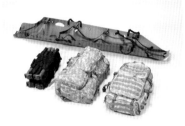

택티컬 스케드는 롤 방식이다. 롤, 즉 문자 그대로 둘둘 말아 백팩등에 수납할 수 있다. 군에서는 이것 외에도 접는식 들것도 사용한다. 그것 역시 백팩에 수납할 수 있다.

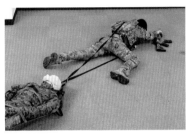

제5 포복(가장 낮은 자세의 포복전진)으로 들것을 끌고 간다. 들것에 달려있는 멜빵을 어깨에 걸친다.

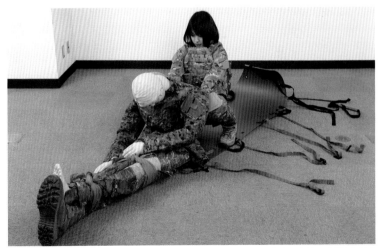

체격의 차이가 심한 부상자를 혼자 옮기는 방법(1인 도수운반). 롤 방식 들것에 얹을 때 주로 사용한다. 부상자의 등에 구조자의 가슴을 밀착시켜 부상자의 좌우 겨드랑이 아래에 손가락을 넣어 힘줄에 걸리게 한다. 구조자는 엉덩방아를 찧듯 체중을 후방으로 이동시키면 부상자를 뒤로 당길 수 있다. 팔이나 팔의 힘만으로 끌어당기면 허리를 다칠 수 있으니 주의한다.

들것 운반(들것에 실어 옮긴다)은 아주 오래전부터 사용되어온 방법이다. 반면 체력을 상당히 소모하기 때문에 이동 가능 거리는 길어도 500m정도이며 1~2회가 한계이며, 위험하기도 하다. 특히 재래식의 막대식 들것은 포격이나 총격을 받는 와중에는 맘대로 움직이기도 어렵다. 위험이 눈 앞에 닥친 환경에서의 운반은 불가능하다 보니 현대전에서는 능력부족이라는 평가를 받으며 침대나 치료대등의 역할로 바뀌고 있다.

또한 현대전에서는 한번에 팔다리를 둘 혹은 셋까지 잃어버리곤 하므로 종래의 도수(맨손)운반법을 쓸 수 없는 경우가 많다. 그래서 다양한 들것이 고안되었으며 그 진화도 빠르다. 여기서 소개하는 택티컬 스케드는 견인 운반이나 들것 운반은 물론이고 수상 운반이나 항공기(헬리콥터등)로 매달아 운반하는 것도 가능하다는 높은 다용도성이 높게 평가받고 있다.

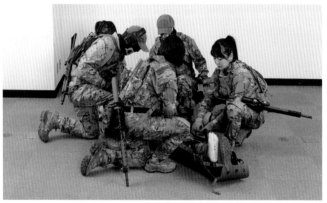

❶ 먼저 들것에 실린 부상자 방향으로 전원 향한다. 또한 운반시에 전원의 총구가 바깥쪽으로 향하도록 이 시점에서 확인한다. 들것 운반의 지휘자는 부상자의 머리에 위치한다. 진행방향은 부상자의 다리쪽으로 잡는다(진행방향을 기준으로 부상자의 다리가 앞, 머리가 뒤).

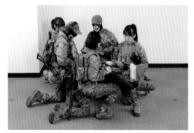

❷ 전원이 한쪽 무릎을 꿇고 지휘자의 구령에 맞춰 들것을 한쪽 무릎까지 들어 세운 쪽 무릎 위에 얹는다. 부상자는 방탄 베스트나 무기등을 포함, 100kg이상 무게가 나갈 수 있다. 한번 움직이기 시작하면 자세를 바꾸기 어려우니 여기서 최종 체크까지 실시한다.

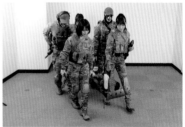

❸ 전원 준비가 끝났다면 지휘자의 구령에 맞춰 들것을 허리 위치까지 들어올리며 일어선다. 참고로 내릴 때에는 그 반대 순서로 실시한다.

제3장

외상처치 시뮬레이션

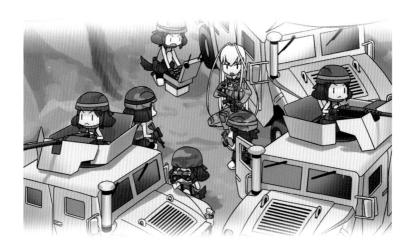

서장에서 부상자가 동시다발적으로 발생하는 상황에서 취해야 할 의료개념을, 제1장에서는 군에서의 편성이나 운용면에서의 의료적 접근법에 대해, 그리고 제2장에서는 다양한 부상을 가정하는 구명법을 해설했다.

그리고 최종장에서는 공격을 받아 부상자가 동시다발로 발생한 경우에 조직적으로 어떻게 이들을 구호할지, 시나리오 형식으로 해설해보자. 여기서는 테러리스트에 의한 IED공격, 즉 차량대열 혹은 패트롤 부대가 도로변에 설치된 IED에 의해 공격받아 선두를 달리던 2대의 험비가 휘말린다는 사례를 가정해보자.

IED 공격 !

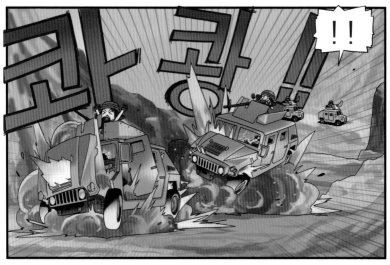

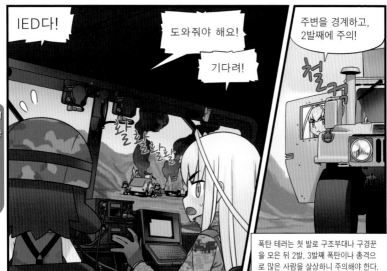

IED다!

도와줘야 해요!

기다려!

주변을 경계하고,
2발째에 주의!

폭탄 테러는 첫 발로 구조부대나 구경꾼을 모은 뒤 2발, 3발째 폭탄이나 총격으로 많은 사람을 살상하니 주의해야 한다.

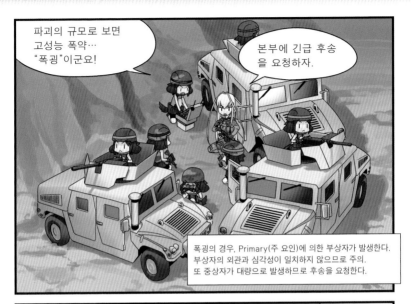

파괴의 규모로 보면 고성능 폭약… "폭굉"이군요!

본부에 긴급 후송을 요청하자.

폭굉의 경우, Primary(주 요인)에 의한 부상자가 발생한다.
부상자의 외관과 심각성이 일치하지 않으므로 주의.
또 중상자가 대량으로 발생하므로 후송을 요청한다.

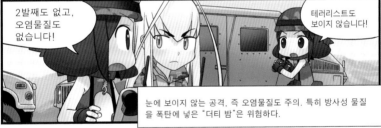

2발째도 없고, 오염물질도 없습니다!

테러리스트도 보이지 않습니다!

눈에 보이지 않는 공격, 즉 오염물질도 주의. 특히 방사성 물질을 폭탄에 넣은 "더티 밤"은 위험하다.

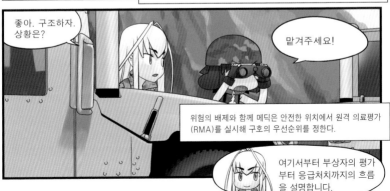

좋아. 구조하자. 상황은?

맡겨주세요!

위험의 배제와 함께 메딕은 안전한 위치에서 원격 의료평가(RMA)를 실시해 구호의 우선순위를 정한다.

여기서부터 부상자의 평가부터 응급처치까지의 흐름을 설명합니다.

155

● 폭상 대처- 폭굉인가 폭연인가

IED의 경우, 우선 폭상 대처가 문제가 된다. 폭상은 대처를 잘못 하면 더 많은 희생자가 발생하거나 부상자가 그 자리에서 목숨을 건져도 나중에 사망할 수도 있고 심한 후유증으로 고생할수도 있어 주의해야 한다.

먼저, 폭발이 폭탄이나 포탄, TNT폭약등의 병기, 즉 고성능 폭약(고폭약)에 의한 '폭굉'인가, 아니면 차량 연료의 인화에 의한 폭발적인 화염 혹은 흑색화약을 모아서 만든 저성능 사제폭탄에 의한 '폭연'인가 구분해야 한다.

폭굉은 충격파가 발생하므로 부상자의 겉모습과 부상의 심각성이 일치하지 않는다는 사실은 이미 서술한 그대로다. '폭굉'이라면 X선 진단이 가능한 의료시설에 미리 도움을 요청해야 하며 전장이라면 긴급후송 요청을 상급부대에 올려야 한다.

● 첫 번째 폭발로 끝나지 않는다.

또한 부상자가 여럿 발생한다고 해서 현장에 함부로 접근해서는 안된다. 최초의 폭발로 사람(구조원이나 구경하러 나온 시민 등)이 많이 모였을 때 더욱 대규모의 폭발이나 총격을 통해 피해를 확대하는 수법이 테러리스트들의 상습적 수법이다. 또한 여러 차례의 동시 폭발로 도로를 절단해 주요 시설이나 부대를 고립시킨 뒤 공격을 가하는 경우도 많다. 첫 번째의 폭발은 보다 큰 목적을 위한 수단에 지나지 않을 때도 있는 것이다.

또한 폭굉이나 폭연을 가리지 않고 놓치기 쉬운 것이 오염, 즉 폭상의 5차적 요인이다. 화학작용제나 생물학 작용제는 열이나 충격에 약하므로 방사성 물질을 사용할 가능성이 높다. 최소한 방사성 물질에 의한 오염의 확인만이라도 하는 편이 좋다.

● SAFE-MARCHe로 대처

폭발에 직면하면 그에 휘말린 부대(여기서는 선두차량의 분대)는 Call-A-CAB-N-Go-Hot으로 대처한다.

또한 부대 전체(여기서는 차량대열을 구성하는 소대)는 SAFE-MARCHe로 대처한다.

폭발을 면한 차량은 곧바로 현장을 이탈한다. 뒤이은 폭발에 휘말리지 않으려는 것이며, 동시에 대비태세를 재정비하기 위해 위협과의 거리를 두기 위해서이다.

앞의 만화에 그려진 부대는 소대장 밑에서 SAFE-MARCHe의 S(위협의 무력화), A(상황평가), F(눈앞에 닥친 위협의 배제)를 실시했다. 그리고 메딕은 적당히 떨어진 위치에서 E(부상자의 상태 평가)를 쌍안경으로 실시한다.

이 때 저격팀이나 대전차 화기 팀에게 관찰 지원을 받을수도 있다(저격팀은 관찰력이 높기 때문이고, 대전차 화기 팀은 TOW등의 대전차화기에 장착된 열상조준장치로 부상자의 상황을 관찰할 수 있다).

S-A-F가 확인될 때 까지 부대는 현장에 접근해서는 안된다. 한편으로 폭발에 휘말린 분대는 Call-A-CAB-N-Go-Hot에 기초한 셀프 에이드와 버디 에이드로 구조를 실시한다.

● AVPU법- 부상자의 위급 정도를 판단하라

그렇다면, 메딕은 어떻게 부상자를 평가하는가. 동시에 발생하는 부상자들을 소대 한명꼴로 배치된 메딕이 살리려면 각각의 부상자들이 얼마나 위급한 상태인지 판단해서 순서를 매길 필요가 있다. 여기서 사용하는 것이 "AVPU법"이다. AVPU란 부상자의 의식 수준을 나타내는 단어의 머릿글자를 나열한 것이다.

A(Alert): 주변에 주의를 기울일 수 있는 상태. 경고에 반응해 자발적으로 행동할 수 있다.

V(Verbal): 남이 부르면 대답할 수 있다.

P(Pain): 고통에 반응한다.

U(Unresponsive): 반응이 없다.

메딕은 부상자를 위의 기준에 따라 "세가지"로 분류한다. 첫 번째는 의료지원의 유무를 둘로 나누고(A/V이하), 두 번째는 위급성의 유무를 둘로 나눈다(V/P・U). 두번에 나눠 두가지를 분류하는 단순한 순서이다.
그러면 AVPU법이 어떻게 진행되는지 만화로 보자.

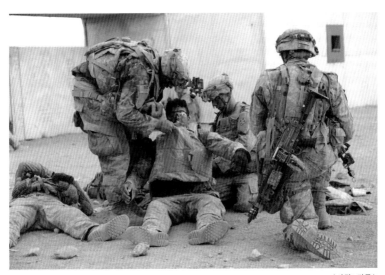

(사진: 미군)

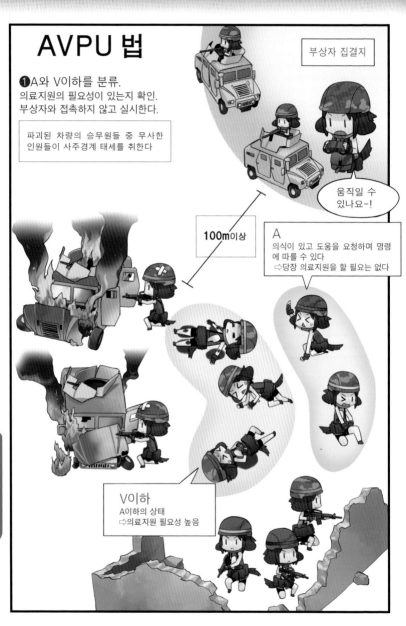

AVPU 법

❶A와 V이하를 분류.
의료지원의 필요성이 있는지 확인.
부상자와 접촉하지 않고 실시한다.

파괴된 차량의 승무원들 중 무사한
인원들이 사주경계 태세를 취한다

부상자 집결지

움직일 수
있나요-!

100m이상

A
의식이 있고 도움을 요청하며 명령
에 따를 수 있다
⇨당장 의료지원을 할 필요는 없다

V이하
A이하의 상태
⇨의료지원 필요성 높음

외상처치 시뮬레이션
제3장

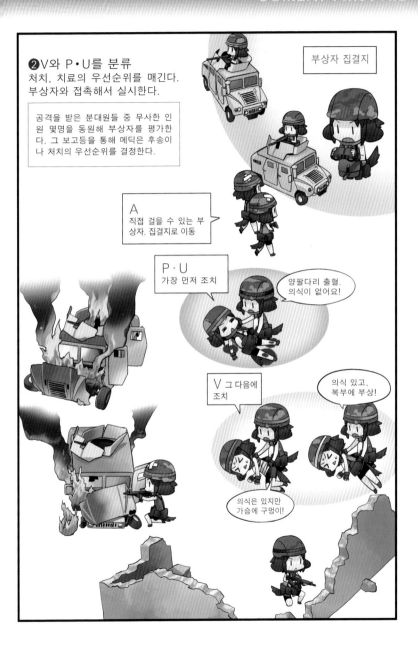

❷V와 P·U를 분류
처치, 치료의 우선순위를 매긴다.
부상자와 접촉해서 실시한다.

부상자 집결지

공격을 받은 분대원들 중 무사한 인
원 몇명을 동원해 부상자를 평가한
다. 그 보고등을 통해 메딕은 후송이
나 처치의 우선순위를 결정한다.

A
직접 걸을 수 있는 부
상자. 집결지로 이동

P·U
가장 먼저 조치

양팔다리 출혈.
의식이 없어요!

V 그 다음에
조치

의식 있고,
복부에 부상!

의식은 있지만
가슴에 구멍이!

159

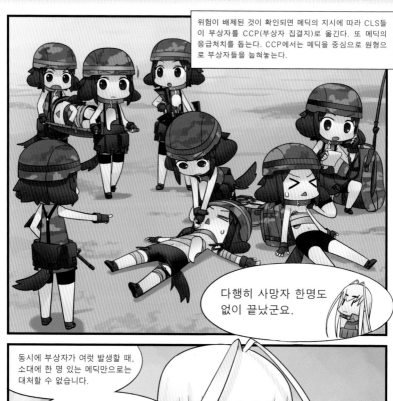

위험이 배제된 것이 확인되면 메딕의 지시에 따라 CLS들이 부상자를 CCP(부상자 집결지)로 옮긴다. 또 메딕의 응급처치를 돕는다. CCP에서는 메딕을 중심으로 원형으로 부상자들을 눕혀놓는다.

다행히 사망자 한명도 없이 끝났군요.

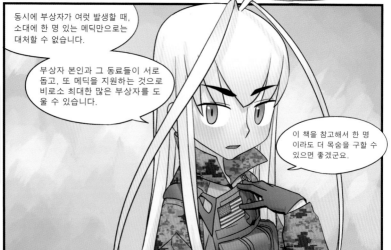

동시에 부상자가 여럿 발생할 때, 소대에 한 명 있는 메딕만으로는 대처할 수 없습니다.

부상자 본인과 그 동료들이 서로 돕고, 또 메딕을 지원하는 것으로 비로소 최대한 많은 부상자를 도울 수 있습니다.

이 책을 참고해서 한 명이라도 더 목숨을 구할 수 있으면 좋겠군요.

제3장
외상처치 시뮬레이션

●전투외상 처치 = 전투력 관리

메딕의 손이 필요한 것은 V이하로, 더 긴급성이 높은 것은 P・U이다.

메딕은 안전한 위치에 CCP(부상자 집결지)를 설정하고, 우선 P・U의 부상자부터 데려오도록 소대 선임 부사관의 지원을 받으며 단계를 밟는다(CLS는 메딕을 지원한다). 또한 통신병은 소대장에 대한 보고 및 후송 요청을 의뢰한다. 이들 중 누가 P이고 U인지에 대한 세세한 구분은 CCP에서의 관찰이나 처치를 통해 이뤄지면 된다. 사건 현장에서 구별할 필요는 없고, 쓸데없는 노력이다. 뒤이어 V의 부상자를 데려온다.

이전에는 메딕이 부상당한 병사를 향해 달려가 경상자부터 응급처치를 실시해서 전투에 복귀시켰지만, 현재는 그렇지 않다. 메딕 혼자서 달려가는 식으로 하면 마지막 부상자는 손쓸 겨를도 없이 죽을수도 있다. 응급처치는 합리적이어야 하며 운에 맡기는 방식으로는 안된다. 또한 전투에 복귀할 수 있는 경상자(분류A)는 부대 내의 셀프 에이드, 버디 에이드로 대처해야 하며 의료인원에 의한 응급처치의 대상자가 아니다. 따라서 전투시의 응급처치란 "Survival and Sustain(전력관리)"라고 생각해야 한다. 메딕이 현장으로 향하는 것은 기도관리 등 목숨을 살리는데 꼭 필요한 전문기술이 필요할 때로 한정된다.

동시다발적으로 부상자가 발생할 때, 메딕이 가장 먼저 해야 할 일은 10명까지의 V이하 환자를 받아들일 수 있는 CCP의 자리를 잡고 그 자리를 소대원 전원에게 알려주는 것이다. 그렇다면 10명 이상의 부상자가 발생하면 어떻게 될까? 그 때는 메딕을 포함한 또 다른 보병소대의 지원이 필요할 것이다. 그만큼 부상자가 발생하면 해당 소대의 임무수행 능력은 사라진 셈이니 말이다. 이런 면에서도 의료와 '전력관리'의 관계를 알 수 있다.

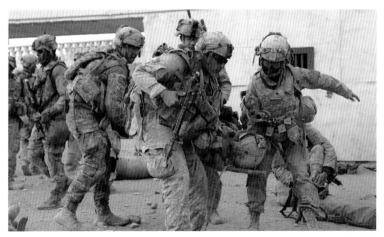

(사진: 미군)

161

초동대응자를 위한 바이탈 사인 측정

기준치/측정방법	측정순서/장소
의식 수준(LOC: Level of Conscious)	
AVPU법: 의식 수준을 나타내는 간단한 방법. 초동대응자는 AVPU법을 통해 부상자의 의식이 어느 정도인지 파악한다. GCS: Glasgow Coma Scale(눈을 뜨는지, 언어에 대한 반응, 운동에 대한 반응)의 3측면을 종합적으로 평가해 국제적인 통계에 사용한다. 좀 복잡하며 한가지 측면이라도 판단이 곤란할 경우는 의미가 없다는 문제가 있다.	부상 현장에서 최대한 빨리 판단한다. A/V/P·U의 3단계를 사용한다. 자세한 것은 이 책 제3장 참조.
산소포화도(SpO$_2$)	
포화도(Saturation)의 S, 맥박(pulsation)의 p, 산소의 O2를 합친 단어. 피부동맥의 산소포화도를 나타낸다. 혈액에 녹아있는 산소의 양을 펄스옥시미터라는 장치로 측정해 %로 표시한다. 기준치는 99%.	부상 현장에서 최대한 빨리 판단한다. 동시에 말초의 혈류 상태, 맥박도 측정할 수 있다. 관찰은 모니터를 통한 객관적인 것이 바람직하다. 95%를 유지하도록 노력한다. 90%이하는 메딕에 의한 긴급조치가 필요하다.
호흡수(Resp)	
기준치: 16~20회/분. 가슴이나 배의 움직임을 보고 '빠르다/늦는다', '얕다/깊다'를 평가한다. 빈호흡: 매분 24회 이상(매분 20회 이상은 위험하다고 생각하면 됨) 서호흡: 매분 8회 이하 혹은 매우 얕은 호흡(매분 10회 이하는 위험하다고 생각하면 됨)	부상 현장에서 최대한 빨리 판단한다. 가능하다면 고농도 산소 투여.
맥박(Pulse)	
혈액이 심장의 박동에 의해 동맥으로 보내져 말초혈관까지 도달할 때 생기는 파동. 기준치: 60~100회/분. '빠르다/느리다', '강하다/약하다'로 평가한다. 빈맥: 심장의 박동빈도가 대략 100회/분 이상이거나 너무 많을 때. 서맥: 심장의 박동빈도가 대략 50회/분 이하거나 극단적으로 작을 때. '15초간 측정x4' 혹은 '30초간 측정x2'로 60초의 맥박수를 계산. 출혈로 인해 동맥의 지름이 줄어들어 '실처럼 가늘어지'면서 만지기 어려울 때가 많다.	부상 현장에서 최대한 빨리 판단한다. 발등 동맥, 귀 뒤 동맥, 총경동맥, 요골 동맥등을 관찰하며 혈압도 동시에 판단.
혈압 (BP: Blood Pressure)	
혈관 내부의 압력. 혈압이란 '1회 맥박수×말초혈관 저항'으로, 심장의 박동수와 혈액을 한 번에 내보내는 양, 말초혈관저항등이 관계된다. 정상치: 120/80mm Hg이하(수축기혈압 120이하, 확장기혈압 80이하). 고혈압: 혈액을 보내는 것이 점점 어려워지거나, 혈액이 혈관을 통과하기 어려운 상태. 저혈압: 혈관의 손상이나 이완(늘어진 상태), 혹은 심장에서 혈액이 충분히 보내지지 않는 상태. 쇼크 징후가 있고 수축기 혈압이 90 미만일 경우에는 순환혈액량의 증가를 고려한다. 수축기 혈압 60미만은 곧바로 순환혈액량의 증가가 필요하다. 두부외상에 의한 두개내압 증가의 경우 수축기 혈압이 110~120에 달한다.	부상 현장에서 최대한 빨리 맥박을 잡을 수 있는 위치로 판단한다. 혈압계에 의한 측정은 비교적 안전한 환경에서 실시한다. 현장에서는 135/85이상이 '고혈압'의 기준(병원에서 재면 긴장때문에 조금 높게 나온다).
체온(BT: Body Temperature)	
기준치: 36~37도. 대량 출혈이 생기면 급속도로 저체온이 된다. 덥히는 것 보다 보온해주는 편이 적은 노력으로도 가능하다. 독일어로는 KT:Korpertemperatur.	최대한 빨리 보온을 실시. 덥히려면 반드시 체간부에 열을 가한다.

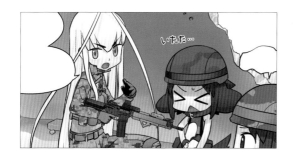

◆illustration

ヒライユキオ
@hiraitweet

◆Models

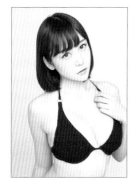

望月茉莉
@maririn_moon

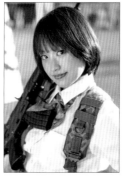

かざり
@kazariri

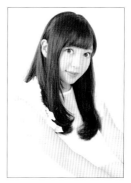

成田梨紗
@naritarisa

◆구조훈련용 마네킹 「오비츠바디 터프네스」

이번 촬영에는 일본의 주식회사 오비츠 제작소에서 협력을 얻어 이 회사의 구조훈련용 마네킹인 오비츠바디 터프네스를 사용했습니다.

제품 문의는 아래의 오비츠 제작소 연락처를 참조 바랍니다.

obitsu@obitsu.co.jp
TEL 03-3600-2561

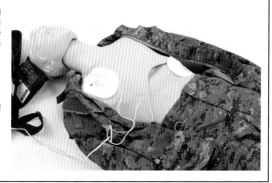

© オビツボディ

저자 후기

존엄한 희생과 평화를 위해-

전쟁은 인간이 시작한 것으로, 인간의 손으로 막아야 한다. 그리고 인간은 전쟁을 하지 않아도 되도록 진화되어야 한다. 하지만 현실에서 전쟁으로 많은 사람이 매일같이 목숨을 잃고 있다. 이런 희생을 기초로 얻어진 응급처치 방법은 앞으로 외상으로 발생하는 사망을 막는데 활용될 수 있다고 믿고 싶다. 해외에서 국제사회에 공헌하는 일본인이 희생되는 안타까운 사태도 계속되고 있다. 이렇게 해외에서 활동하는 일본인의 평가가 높아질수록 일본의 국제적 평가도 높아지며 그만큼 일본의 평화도 지켜진다. 이것은 직접 나라를 지키는 자위관이나 경찰관도 마찬가지이다. 위기에 직면할 기회가 많은 사람들이 자신의 생명을 직접 지키는데 이 책이 도움이 되기를 바란다.

사단법인 TACMEDA 대표이사/아이치 의과대학 의학부 비상근 강사
데루이 모토키
http://tacmeda.com/

■참고문헌등
Tactical Medicine Essentials
INTERNATIONAL TRAUMA LIFE SUPPORT FOR EMERGENCY CARE PROVIDERS, 8th Edition
ITLS Military 2nd Edition Manual
Ranger Medic Handbook, 4th Edition   2012 William Donovan
改訂5版 救急蘇生法の指針2015 市民用・解説編   監修：日本救急医療財団心肺蘇生法委員会   へるす出版
図解緊急手当入門―恐い常識のウソ これだけは知っておけ (プレイブックス) 新書   高須克弥   1980   医療監修 (第2章   救命のテクニックの一部)
Hartford Consensus I-IV
ILCOR 2015 Consensus on Science and Treatment Recommendations (CoSTR) for BLS/AED
2015 International Liaison Committee on Resuscitation (ILCOR)
ITLS International Trauma Conference 2017 Quebec CANADA

전투외상 응급처치 -COMBAT FIRST AID-

2018년 11월 17일 초판 발행/2022년 12월 16일 2쇄 발행

■저자
照井資規

■일러스트레이터
ヒライユキオ

■편집
Col.Ayabe

■디자인
橫井裕子 (주식회사 호비저팬)
株式会社STOL

■사진
玉井久義 / 미군

한국어판 발행: 멀티매니아 호비스트
(전화: 02-989-5311/5312)
발행인 홍 희 범
번역 홍 희 범
한국어판 감수 정 진 만(아세아항공직업전문학교 교수/한국재난정보학회 재난기술연구소 주임연구원. EFR라이센스 보유)

©HobbyJAPAN

ISBN 978-89-85578-70-7